Dr A. SOREL

CONDUITE A TENIR

en cas de difficulté extrême

À

TROUVER LE BOUT POSTÉRIEUR DE L'URÈTRE

DANS

L'URÉTROTOMIE EXTERNE

SANS CONDUCTEUR

CONDUITE A TENIR

en cas de difficulté extrême

TROUVER LE BOUT POSTÉRIEUR DE L'URÉTRE

DANS

L'URÉTROTOMIE EXTERNE

SANS CONDUCTEUR

CONDUITE A TENIR

en cas de difficulté extrême

A

TROUVER LE BOUT POSTÉRIEUR DE L'URÈTRE

DANS

L'URÉTROTOMIE EXTERNE

SANS CONDUCTEUR

PAR

Le D' Alphonse SOREL

LYON

A. REY, IMPRIMEUR-ÉDITEUR DE L'UNIVERSITÉ

4, RUE GENTIL, 4

1899

INTRODUCTION

Le temps le plus délicat de l'urétrotomie externe sans conducteur est assurément la recherche du bout postérieur de l'urètre, et il est des conditions dans lesquelles le chirurgien ne peut réussir à le trouver.

Cet accident ou, pour mieux dire, cet incident opératoire peut arriver au praticien le plus habile et le mieux exercé. On pourrait croire au premier abord que toutes les précautions nécessaires n'ont pas été prises et accuser le chirurgien de maladresse. Il n'en est rien et nous n'en voulons comme preuve que l'exemple du professeur Guyon dont personne ne songera à discuter la compétence et l'autorité. On n'est donc jamais sûr de mener à bonne fin une urétrotomie externe sans conducteur et l'on est alors obligé d'avoir recours à l'un des procédés opératoires destinés à tourner cette difficulté.

Pendant notre stage à l'hôpital militaire Desgenettes, M. le médecin-major Rioblanc, se trouvant un jour en présence d'un de ces cas difficiles et dans l'impossibilité de trouver le bout postérieur de l'urètre, pratiqua la taille hypogastrique pour faire le cathétérisme rétrograde.

Son observation, que nous publions *in extenso*, a été le point de départ de notre thèse. Il nous a fait remarquer combien il serait intéressant d'étudier à ce propos les différents procédés mis en œuvre pour trouver le bout postérieur de l'urètre.

Nous tenons à cœur de remercier ici M. le médecin major Rioblanc des marques de sympathie qu'il nous a données; nous avons trouvé en lui un maître et un ami, et les conseils qu'il nous a prodigués nous ont été d'un grand secours pour mener à bonne fin ce travail. Nous n'oublierons pas le bienveillant intérêt qu'il nous a témoigné et nous l'assurons de notre respectueuse reconnaissance.

M. le professeur Poncet a été un de nos maîtres préférés en chirurgie. Nous sommes heureux qu'il ait bien voulu accepter la présidence de notre thèse. Nous le prions de croire à notre vive gratitude pour les bonnes leçons cliniques qu'il nous a données et pour l'honneur qu'il nous fait aujourd'hui.

L'ensemble de ce travail sera divisé en six chapitres.

Dans le chapitre premier, nous examinerons les conditions où la recherche du bout postérieur de l'urètre présente des difficultés extrêmes.

Dans le chapitre II, nous étudierons les moyens proposés pour remédier à cette difficulté.

Le chapitre III sera consacré à l'étude du cathétérisme rétrograde.

Dans le chapitre IV, nous chercherons à fixer les indications et la valeur de ces procédés.

Dans le chapitre V, le moment où il convient de les employer.

Nous réserverons enfin un dernier chapitre pour les soins consécutifs à donner au malade.

CONDUITE A TENIR

en cas de difficulté extrême

A

TROUVER LE BOUT POSTÉRIEUR DE L'URÈTRE

DANS

L'URÉTROTOMIE EXTERNE

SANS CONDUCTEUR

CHAPITRE PREMIER

EXPOSÉ DE LA QUESTION

Le but de notre travail est d'étudier la conduite à tenir en cas de difficulté extrême à trouver le bout postérieur de l'urètre dans l'urétrotomie externe. Nous envisageons donc la question au point de vue clinique, et, notre sujet étant ainsi bien délimité, nous allons examiner tout d'abord les conditions dans lesquelles ces difficultés peuvent survenir.

L'urétrotomie externe, qui est une des opérations les plus efficaces de la chirurgie, peut devenir parfois une des plus difficiles, même entre les mains de chirurgiens rompus à sa pratique.

Il ne s'agit ici, bien entendu, que de l'urétrotomie externe sans conducteur, la seule qui expose à la perte du bout postérieur de l'urètre.

Cette opération est pratiquée pour deux ordres de faits

différents : ou bien il s'agit de ruptures de l'urètre avec ou sans fracture du bassin, ou bien il s'agit de rétrécissements infranchissables traumatiques ou inflammatoires. Examinons ce qui se passe dans le cas de rupture de l'urètre. Le genre de rupture qui se présente le plus souvent à l'observation résulte presque toujours d'une chute à califourchon sur un corps résistant. Nous verrons tout à l'heure que ce genre de blessure entraine souvent comme conséquence la production ultérieure d'un rétrécissement cicatriciel de l'urètre, mais pour le moment considérons seulement les accidents primitifs et immédiats qui en résultent. La rupture se traduit par une violente douleur pouvant aller jusqu'à la syncope, puis apparaissent les signes caractéristiques : urétrorragie, impossibilité d'uriner, tumeur périnéale. Cette tumeur est d'abord constituée par un épanchement sanguin, mais l'urine ne tarde pas à s'y mêler et le sujet se trouve ainsi exposé aux accidents propres à la rétention d'urine et, de plus, à ceux de l'infiltration de ce liquide à travers le périnée.

Si la rupture est incomplète on peut espérer passer une sonde en se guidant sur la paroi supérieure, mais il ne faut guère y compter.

L'indication de donner issue à l'urine étant pressante, on pratique alors une boutonnière périnéale et l'on va, couche par couche, jusqu'à l'urètre. Mais quand la rupture, quoique incomplète, intéresse cependant la majeure partie de la circonférence urétrale ou, *a fortiori*, quand elle est complète, accompagnée de séparation et de rétraction à distance des bouts, avec parfois perte de substance intermédiaire notable, les difficultés deviennent sérieuses pour trouver le bout postérieur de l'urètre.

Les nombreux procédés proposés pour faciliter cette découverte et les noms qui s'y rattachent témoignent assez de l'importance de la question. On a conseillé, et c'est la conduite que suit généralement M. Tillaux, de laisser le sujet dans cet état et d'attendre les événements. L'urine s'écoule par la plaie périnéale qui, se détergeant peu à peu. devient bientôt granuleuse. Alors mettant le malade dans la position de la taille, on le fait uriner et on voit le plus souvent le liquide sortir par le bout postérieur. Malheureusement il n'en est pas toujours ainsi, surtout lorsque la rupture de l'urètre est compliquée de désordres plus ou moins graves du côté du bassin ou que le bout postérieur est très court. On ne peut pourtant pas laisser le malade dans cette situation critique, et il faut alors avoir recours à l'un des procédés proposés pour remédier à cette difficulté.

L'urétrotomie externe est l'opération de choix des rétrécissements infranchissables de l'urètre. On sait que les rétrécissements sont cicatriciels ou inflammatoires, que les premiers ont une marche beaucoup plus rapide. Nous ne parlerons pas de leurs caractères distinctifs, il nous suffit de constater qu'un rétrécissement est infranchissable et que, par conséquent, l'urétrotomie devra être pratiquée sans conducteur. Mais le calibre de l'urètre n'arrive pas à un tel degré d'atrésie, sans qu'il se soit produit des désordres en arrière du point rétréci. La pression que l'urine exerce sur cette filière étroite fait que peu à peu les parois se distendent en arrière de l'obstacle et constituent une sorte de diverticulum de la vessie dans lequel le liquide s'accumule. Ces accidents sont généralement assez lents à se produire, et beaucoup de sujets, n'éprouvant au début que des troubles légers, hésitent à se soumettre à un traitement convenable. Ils ne se décident souvent à réclamer l'intervention du chirurgien que lorsque se manifestent les accidents de l'abcès urineux, de l'infiltration et des fistules qui s'ensuivent. L'intervention qui eût pu être très simple, va devenir laborieuse, car le canal se trouve alors au milieu de tissus indurés, sclérosés, traversés parfois par des fistules multiples, et il est souvent fort difficile au milieu de ces pertuis de reconnaître le bout postérieur de l'urètre.

Ces quelques remarques étaient indispensables à faire, car c'est au milieu des difficultés que nous venons de rappeler, que se posera toujours le problème clinique que nous voulons essayer de résoudre. Ces conditions : rétrécissement infranchissable, rétrécissement traumatique avec perte de substance, tissus durs et inextensibles, infiltration, abcès urineux, fistules, sont en effet, d'après M. Rochet, les indications mêmes de l'urétrotomie externe ; si elles n'existaient pas, le chirurgien se serait adressé à l'urétrotomie interne.

Aussi, quand nous chercherons le meilleur moyen de trouver le bout postérieur de l'urètre et d'achever l'intervention commencée, il ne faudra jamais oublier les conditions anatomiques au milieu desquelles la difficulté se sera présentée. Et cette difficulté, quoi qu'en disent ceux qui ne se sont jamais trouvés encore aux prises avec elle, est bien réelle. Certes, on recommande dans les traités classiques de se diriger en suivant la paroi supérieure de l'urètre, mais la coloration rosée de la muqueuse disparaît bien vite au milieu de ces tissus lardacés ; il ne faut pas oublier d'ailleurs que l'on opère à une certaine profondeur et que l'hémorragie parfois abondante vient encore compliquer la situation. Ici, comme dans les interventions pour rupture de l'urètre, on a conseillé de laisser l'opération inachevée et de poursuivre les recherches dans une autre séance. Nous ne saurions trop nous élever contre cette inaction prolongée. De deux choses l'une en effet ; ou bien l'urine s'écoulera librement et le retard apporté sera sans inconvénient, mais alors c'est que le rétrécissement aura été sectionné dans sa totalité et, dans ce cas, la difficulté extrême de trouver le bout postérieur ne se présente ordinairement point. Ou bien le rétrécissement et la zone scléreuse du périnée n'auront point encore été complètement franchis ; c'est malheureusement ainsi que se pose le plus souvent le problème, car ce sont là les conditions qui font naître la grande difficulté à trouver le bout postérieur de l'urètre ; mais alors l'écoulement de l'urine ne sera pas assuré, les accidents de rétention pourront continuer. Nous pensons donc que la solution proposée n'en est pas une ; ajourner une difficulté n'est point la résoudre et dans le cas particulier, comme presque toujours en chirurgie, temporiser c'est aggraver l'état du malade.

Il faut donc agir et s'adresser à l'un des nombreux moyens indiqués pour la recherche du bout postérieur de l'urètre.

CHAPITRE II

MOYENS PROPOSÉS POUR LA RECHERCHE DU BOUT POSTÉRIEUR

Ces moyens sont nombreux et nous allons essayer de les classer d'une façon rationnelle en deux groupes principaux, suivant leur importance :

A. *Petits moyens.*
B. *Moyens chirurgicaux.*

A. Petits moyens. — Nous n'avons pas voulu passer sous silence les procédés que nous rangeons sous cette rubrique à cause des noms qui sont attachés à certains d'entre eux et aussi à cause des résultats qu'ils ont pu fournir dans quelques cas particuliers. En les examinant tour à tour, nous montrerons leur insuffisance dans la plupart des cas difficiles, les seuls que nous ayions en vue dans ce travail.

M. Gayet[1], dans sa thèse *Sur la recherche méthodique du bout postérieur de l'urèthre,* propose d'étaler sous l'eau les débris des parois rompues, plus ou moins recroquevillées vers la lumière du canal. Le moyen est très simple, du moins en apparence.

[1] Gayet, thèse de Paris, 1878, n° 443.

M. Gayet est le premier à nous indiquer une cause d'échec de ce procédé. « Si, dit-il, l'urètre a été sectionné net, il a pu subir un retrait prononcé, et la muqueuse, pressée concentriquement et infiltrée, aura formé un bouchon obstruant la lumière du canal. Le petit moyen précédent sera donc sans utilité. »

Mais ce moyen, si simple en apparence, n'est applicable qu'aux ruptures récentes de l'urètre dans un périné sain. Que devient-il dans les vieux rétrécissements traumatiques ou blennorragiques? Dans le tissu scléreux qui constitue alors le périnée et au sein duquel se perd l'urètre où sont les débris que l'on puisse étaler sous un courant d'eau? Tout est confondu ; il ne s'agit plus ici de débris de parois plus ou moins recroquevillées vers la lumière du canal, c'est cette lumière même qui n'existe plus ou du moins n'est plus appréciable. Au sein de cette cirrhose il n'y a rien à étaler, le petit moyen de Gayet cesse donc d'être applicable.

Si nous répétons encore que c'est précisément dans ces conditions que l'impossibilité de trouver le bout postérieur surgit, on voit combien rares devront être les indications de ce procédé. Aussi bien ne parait-il pas avoir donné de bons résultats, si on le juge par l'oubli dans lequel l'ont laissé tous les chirurgiens, car nous ne l'avons trouvé mentionné dans aucun ouvrage classique.

Accorderons-nous plus de confiance au moyen qu'indique ensuite Gayet : faire uriner le malade? A l'encontre du moyen précédent, celui-ci est cité par presque tous les auteurs ; il est en effet plus rationnel. mais il a contre lui une sérieuse objection ; pour le mettre en œuvre il est nécessaire de réveiller le malade. Ce ne serait pas une raison suffisante pour y renoncer si son efficacité était assurée. Mais après avoir vu sourdre quelques gouttes d'urine en un point de la plaie périnéale, il faudra pour achever l'opération rendormir le malade ; pendant ce temps la goutte d'urine perlant du bout postérieur se sera détachée, mélangée de sang et quand le malade sera de nouveau anesthésié, la difficulté pourra se trouver ramenée au même point qu'auparavant.

Ici encore on aura perdu du temps, mais on n'aura pas résolu le problème.

Procédé de Le Fort. — Le professeur Le Fort a proposé une modification de ce procédé, ingénieux sans doute, mais qui ne nous paraît pas plus pratique. Il conseille d'injecter dans la vessie une dose d'iodure de potassium ou de faire absorber au malade une dose de ce médicament, puis de badigeonner la plaie périnéale au nitrate de plomb ; aussitôt l'écoulement urinaire se traduit par un précipité jaune.

Pour injecter de l'iodure de potassium dans la vessie, l'urètre n'étant pas perméable, il est nécessaire de faire une ponction hypogastrique ; or nous savons par de nombreux travaux, au premier rang desquels nous citerons ceux de M. le professeur Poncet, combien est variable la situation du cul de-sac péritonéal. La ponction hypogastrique expose à le blesser et à l'infecter par filtration d'une urine altérée. Une observation de M. Rollet a bien montré que ce danger n'est point seulement théorique.

Si, d'un autre côté, on se décide à faire ingérer l'iodure de potassium par les voies digestives, il devient nécessaire de réveiller le malade et d'attendre que le médicament

apparaisse dans l'urine, c'est-à-dire d'ajourner l'opération
ou de la prolonger considérablement. En outre, pour peu
que l'on ne saisisse pas la première goutte d'urine iodurée
qui viendra décomposer le nitrate de plomb, au lieu d'une
petite tache on trouvera toute la surface de la plaie périnéale colorée en jaune. On sera aussi embarrassé qu'auparavant.

Nous rejetterons donc le procédé de Le Fort. Son emploi pouvait se justifier à une époque où l'on n'en avait
pas encore complétement appelé de la proscription jadis
prononcée contre la taille hypogastrique ; mais aujour-
d'hui que, grâce aux efforts de Dittel, Petersen, Périer,
Guyon et Poncet, le *haut appareil* est devenu une opération simple, bien réglée et par elle-même inoffensive, on
ne comprendrait plus qu'on hésitât à recourir à ce procédé
qui réunit l'efficacité et la bénignité.

PROCÉDÉ DE MARC SÉE. — Marc Sée a rappelé un procédé antérieurement préconisé par Sédillot, Civiale,
Guyon. Il place dans l'urètre un cathéter qui s'arrête au
niveau du point rétréci. Il incise ensuite le canal sur cette
sonde ; passant alors un fil dans chacune des lèvres de
l'incision urétrale, la plaie étant bien abstergée, il se
guide pour pénétrer dans le rétrécissement par la paroi
supérieure de l'urètre. Cette manœuvre, comme le fait
remarquer M. Segond, est vieille autant que l'opération
elle-même, et d'ailleurs, ajoute-t-il, chacun des procédés
tour à tour préconisés pour la recherche du bout postérieur dans l'urétrotomie externe est favorable pour un
cas particulier, mais ne saurait s'appliquer à tous.

PROCÉDÉ DE DESPRÉS. — Les procédés que nous allons
examiner maintenant sont déjà plus chirurgicaux que les

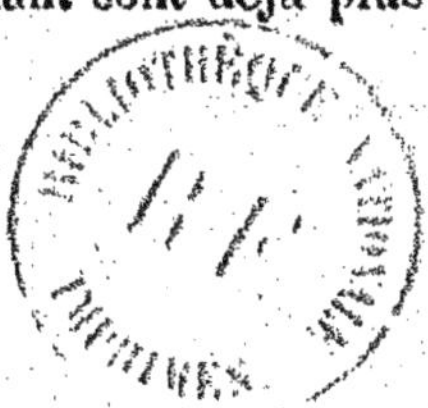

précédents, bien que nous les ayons fait rentrer dans la même catégorie.

Dans la séance de la Société de chirurgie du 15 février 1888, au cours de laquelle Tillaux communiqua une observation de cathétérisme rétrograde, plusieurs orateurs prirent la parole pour exposer le résultat de leur pratique.

Voici en quels termes s'exprime Després : « En face de difficultés pour trouver le bout postérieur de l'urètre, je me suis bien trouvé de faire tout le contraire de ce qu'enseignent les livres. On dit de pratiquer une incision suivant la direction de la sonde arrêtée par le rétrécissement ; je la fais au contraire transversale et large et profonde, de façon à ce que tout le tissu cicatriciel lardacé soit sectionné. De la sorte l'urètre est sûrement coupé ; on fait uriner le malade et l'issue de l'urine indique la position de l'orifice du canal.

Il insiste encore, dans la même séance, pour faire remarquer que par ce moyen il enlève le rétrécissement en le sectionnant, ce qui soulève les protestations de M. Le Fort affirmant qu'il faut se garder d'enlever aux parties qui environnent l'urètre le moindre morceau d'étoffe.

M. Rochet[1] a bien précisé l'ensemble des manœuvres qui permettent, dans le plus grand nombre des cas, de suivre la lumière du canal et de mener à bien l'opération.

Ces manœuvres sont les suivantes :

1° Bien assécher la plaie, au besoin avec de l'eau glacée ;

2° Rechercher soigneusement s'il ne reste pas une petite bande de la paroi supérieure de l'urètre qui peut servir de conducteur au stylet ;

---

[1] Rochet, *Chirurgie de l'urètre, de la vessie, de la prostate.*

3° Présenter ce stylet à différents points de la profondeur en se tenant bien sur la ligne médiane et se guidant sur les souvenirs anatomiques ;

4° Si l'on ne trouve rien, c'est souvent parce que l'incision périnéale est trop antérieure et que des parties molles non incisées masquent le trajet profond de l'urètre. Alors, un doigt dans le rectum pour ne pas le compromettre dans le débridement qu'on va faire, on fend le périnée aussi longuement et aussi profondément qu'on le juge nécessaire pour avoir bien sous les yeux le champ à explorer.

Ces manœuvres constituent le procédé habituel de recherche du bout postérieur, procédé qui, le plus souvent, réussit ; mais les cas où elles sont susceptibles de conduire au succès ne sont pas ceux que nous envisageons. Les seuls que nous ayons en vue sont précisément ceux où ces manœuvres ont échoué. C'est dire qu'on ne saurait les opposer à la règle de conduite que nous chercherons à faire prévaloir plus loin.

Nous arrivons ainsi à l'étude des moyens chirurgicaux que nous avons divisés en deux groupes.

B. Moyens chirurgicaux : 1° Création d'une voie artificielle ; 2° Cathétérisme rétrograde.

1° CRÉATION D'UNE VOIE ARTIFICIELLE. — Nous laisserons de côté la ponction par le rectum définitivement abandonnée aujourd'hui. Il est aisé de comprendre combien une canule ainsi placée doit incommoder le malade. De plus, et c'est là l'objection principale que nous lui ferons, par cette manœuvre la rétention d'urine est conjurée, mais on ne fait rien pour rétablir la perméabilité de l'urètre rétréci.

Ponction périnéale. — C'est un des plus anciens procédés. Elle ne permet pas de retrouver le bout postérieur, mais elle rétablit le cours de l'urine. Elle était déjà tombée en désuétude au commencement du siècle et Chopart écrivait, en 1821 : « On ne pratique plus la ponction de la vessie par le périnée ». Il en donne cependant le manuel opératoire et, l'année suivante, Ducamp dans son *Traité des rétentions d'urine* la décrit en détail.

Récemment, la ponction périnéale a été pratiquée en France par Th. Auger et Schwartz. Ces deux chirurgiens ont fait la ponction sur la ligne médiane en s'efforçant de traverser la prostate, tandis que les anciens auteurs tâchaient de l'éviter et, dans ce but, ponctionnaient la peau sur les parties latérales du périnée. Le résultat obtenu dans les deux cas, mais chez le malade de Schwartz surtout, a été excellent. Ils ont ainsi assuré le libre écoulement de l'urine et obtenu un urètre fonctionnant d'une façon convenable. Schwartz s'exprime ainsi à la Société de chirurgie, le 15 février 1888 : « Dans un cas d'urétrotomie externe sans conducteur, chez un malade atteint de rétrécissements infranchissables multiples, je ne pouvais trouver le bout postérieur, malgré tous les artifices que j'employai. Comme l'opération avait déjà duré deux heures passées, que le malade était pâle et avait le pouls petit, que de plus je soupçonnais que la taille hypogastrique avec cathétérisme rétrograde serait difficile à cause de la petitesse de la vessie et du développement du tissu adipeux abdominal, je me décidai donc à créer un nouveau canal en passant avec un gros trocart à travers la prostate; je me guidai sur mon doigt introduit dans le rectum et j'arrivai peu à peu progressivement dans la vessie.

« Le malade a complétement guéri ; opéré il y a trois ans, il vient de temps en temps se faire passer des bougies Béniqué. »

Frappé de l'importance de cette observation, Estor[1] s'est préoccupé de la direction à donner au trocart et a fait une série d'expériences sur le cadavre rapportées dans son excellent Mémoire sur *le Cathétérisme rétrograde*. Il procède de la façon suivante : « Le cadavre étant dans le décubitus dorsal, les cuisses un peu fléchies, on fait l'incision de l'urétrotomie externe jusqu'à l'urètre inclusivement. Puis, sans se préoccuper de la situation de l'urètre postérieur, situation supposée inconnue, l'opérateur placé à droite du cadavre passe son bras gauche au-dessus de la cuisse droite du sujet et va mettre son index gauche recourbé sous la symphyse pubienne, de façon que la symphyse soit comprise dans la concavité du doigt. On fait ensuite glisser un trocart contre la surface unguéale du doigt conducteur et, l'instrument étant bien horizontal, on l'enfonce de 6 à 7 centimètres.

« Il nous a été impossible, dit-il, de donner des points de repère plus exacts et il faut avouer qu'ils sont tout à fait insuffisants. Sur douze expériences, en effet, nous n'avons réussi que deux fois à percer la vessie juste au niveau du col. Dans huit autre cas, le trocart s'est fait jour ou trop haut ou trop bas. Enfin, deux fois il s'est logé dans la paroi inférieure de la vessie et n'a pas pénétré dans la cavité de cet organe. »

[1] Estor, *Du cathétérisme rétrograde de l'urètre*, page 61.

Ces expériences nous paraissent assez concluantes et, malgré les beaux résultats fournis à Th. Auger et à Schwartz, la ponction périnéale doit être abandonnée. C'est une manœuvre brutale, aveugle et mal réglée, qui a plus de chance d'échouer que de réussir et dans laquelle une trop grande part est réservée au hasard.

Nous pourrions encore examiner ici les procédés de Gaillard (de Poitiers) et de Bourguet (d'Aix), mais nous préférons ne pas séparer leur étude de celle du cathétérisme prostato-urétral de Le Dentu. Ces trois procédés doivent être étudiés simultanément, car ils ont pour base le même principe : l'incision de l'urètre au niveau de la région prostatique.

2° CATHÉTÉRISME RÉTROGRADE. — Nous arrivons enfin au cathétérisme dit rétrograde parce que la sonde est introduite dans le canal dans une direction opposée à celle qu'elle suit habituellement.

Nous ne retracerons pas ici l'historique de ce procédé ; cette question est traitée dans tous les travaux parus sur le cathétérisme rétrograde et l'on en trouvera une étude très détaillée et très complète dans le mémoire de M. Estor[1] couronné par la Société de chirurgie (Prix Laborie, 1894).

---

[1] Nous sommes heureux de remercier M. le professeur agrégé Estor, de l'extrême obligeance dont il a usé à notre égard, et de l'amabilité avec laquelle il a mis son ouvrage à notre disposition.

CHAPITRE III

ÉTUDE DES PROCÉDÉS OPÉRATOIRES

Le cathétérisme rétrograde vésico-urétral est passé par deux phases bien distinctes. Dans un premier ordre de faits on l'exécute par une fistule vésicale préexistante, c'est la véritable opération de Verguin. Plus tard on abandonne cette pratique et l'on fait d'emblée la taille hypogastrique. Voilà donc déjà deux manières de procéder pour ce cathétérisme vésico-urétral.

Il existe encore une autre variété de cathétérisme rétrograde que Le Dentu a justement désignée sous le nom de prostato-urétral et qui consiste à aller chercher l'urètre à sa sortie de la prostate.

En somme, nous trouvons trois procédés que nous pouvons classer de la façon suivante par ordre d'importance :

a) *Cathétérisme rétrograde vésico-urétral après ponction hypogastrique ;*

b) *Cathétérisme rétrograde prostato-urétral ;*

c) *Cathétérisme rétrograde vésico-urétral après taille hypogastrique.*

a) Cathétérisme rétrograde vésico-urétral après ponction hypogastrique. — Verguin et les nombreux chirurgiens qui ont répété son opération pratiquaient tout d'abord la ponction hypogastrique et plus tard quinze ou vingt jours après, le cathétérisme rétrograde par la fistule vésicale ainsi établie. Nous n'insisterons pas sur cette manœuvre abandonnée aujourd'hui et si avantageusement remplacée par la taille hypogastriq e. D'ailleurs, une fois la fistule vésicale établie, les divers temps opératoires ne diffèrent pas dans les deux procédés et ce que nous dirons du cathétérisme rétrograde après taille s'applique au cathétérisme rétrograde après ponction, sauf que pour ce dernier les conditions opératoires sont moins favorables.

b) Cathétérisme rétrograde prostato-urétral par recherhe de l'urètre à sa sortie de la prostate. — C'est le procédé de Demarquay Le Dentu. En même temps que ce procédé, nous étudierons ceux de Gaillard et de Bourguet que nous avons omis volontairement dans le chapitre précédent. Ils reposent tous trois sur le même principe, l'incision de l'urètre au niveau de la région prostatique.

« Que faire, dit Gaillard[1], si le canal ne peut donner passage à aucun conducteur ? faut-il recourir aux diverses ponctions de la vessie, opérations dont le danger et l'insuffisance sont assez connus ! Placé dans ces circonstances pénibles, nous avons imaginé d'arriver en arrière de la région oblitérée par une opération régulière : une longue incision nous conduit sur la paroi antérieure du rectum ; nous suivons cette paroi sans l'entamer jusqu'à la pro-

---

[1] *Observations sur l'anaplastie de l'urètre* (Mém. couronné par l'Acad. de méd., 14 décembre 1858, tome XXIII, page 175).

state, qui est facilement attaquée par la face inférieure ; on pénètre dans sa cavité, puis on débride le canal d'arrière en avant.

Le principe du procédé de Bourguet[1] est le suivant : Quand on ne peut pas franchir un rétrécissement il est possible de passer à côté et de créer une nouvelle voie collatérale et plus ou moins parallèle à l'urètre, sans se préoccuper du rétrécissement qui reste alors sur un des côtés de ce nouveau canal. Mais avant d'arriver à la création de cette voie artificielle, il est nécessaire de trouver préalablement le bout postérieur de l'urètre. Dans ce but on dilatera la principale fistule, par laquelle on fera passer une sonde jusque dans la vessie. Il suffira ensuite d'introduire une seconde sonde par le méat et de réunir par une incision la portion saine située en avant du rétrécissement avec l'autre portion également saine, située en arrière.

Ce procédé, qui se rapproche beaucoup de celui employé depuis par Schwartz et qui l'a certainement inspiré, mérite toute l'attention du chirurgien. Il peut rendre de précieux services dans certains cas, mais il doit être considéré comme un pis-aller. Ce n'est pas là un procédé à opposer au cathétérisme rétrograde, mais bien un complément à lui apporter lorsque, entre le bout postérieur de l'urètre révélé par le cathétérisme rétrograde et le bout antérieur, s'étend un espace assez considérable où le canal a disparu. On est bien obligé dans ces circonstances de réunir les

[1] E. Bourguet, *De l'urétrotomie externe par section collatérale et par excision des tissus pathologiques dans les cas de rétrécissements infranchissables* (Mémoire couronné par par l'Acad. de méd., 1862. Mémoires, tome XXVII, page 167, rapport de Gosselin, séance du 14 mai 1861).

deux extrémités de l'urètre par un canal artificiel creusé à côté de la zone sclérosée ou à sa place, après résection. Mais nous le répétons, c'est là un procédé de nécessité, un moyen utile à connaître, mais que nul ne songerait aujourd'hui à ériger en méthode générale.

Procédé de Demarquay-Le Dentu. — En 1857, Demarquay pratiqua l'urétrotomie externe chez un individu atteint de rétrécissement traumatique; ne pouvant arriver à trouver le bout postérieur, il fit une incision courbe au-devant de l'anus, comme s'il voulait faire une taille bilatérale. Au cours de son opération, il vit l'urine s'écouler, et pendant cette miction il introduisit une sonde mince et flexible dans la vessie. Par son incision transversale, Demarquay avait débridé la région prostatique située en arrière des callosités.

« Une étude approfondie du sujet me confirma, dit-il, dans mon idée première, à savoir : que, pour arriver sûrement sur le bout profond de l'urètre, il faut suivre la paroi antérieure du rectum, et, de la sorte, on tombe sûrement sur la portion membraneuse de l'urètre et sur le sommet de la prostate. »

En 1888, Le Dentu déclare à la Société de Chirurgie s'être rallié au procédé de Demarquay consistant à aller droit à la prostate sans se préoccuper du rétrécissement, à l'aide d'une incision soit transversale, comme le voulait Demarquay, soit plutôt antéro-postérieure. Le Dentu entame même un peu le bec de la prostate, puis, le canal une fois largement ouvert, exécute un cathétérisme d'arrière en avant, qu'il appelle prostato-urétral. Il a fait construire à cet effet un cathéter coudé, cannelé à sa face inférieure, qui facilite l'opération.

M. Rochet préconise également ce procédé qui lui a donné plusieurs succès dans des cas difficiles. Il dissèque la face antérieure du rectum comme dans la taille prérectale et jusqu'au bec de la prostate. Celui-ci découvert, on trouve l'urètre immédiatement au-devant de la glande ; on le ponctionne à ce niveau et l'on y passe une petite sonde d'arrière en avant pour la faire ressortir par le bout postérieur de la rupture.

Nous arrivons enfin au dernier procédé, le cathétérisme rétrograde vésico-urétral après taille hypogastrique auquel nous avons réservé la place d'honneur, car il est le seul de tous les moyens qui donne la certitude de trouver le bout postérieur de l'urètre.

c) **Cathétérisme rétrograde après taille hypogastrique.** — Nous ne nous attarderons pas à décrire les différents procédés qui ont été proposés pour faire la taille hypogastrique ; ce serait sortir du cadre que nous nous sommes fixé. Nous indiquerons la ligne de conduite suivie par la majorité des chirurgiens.

L'emploi du ballon de Pétersen ne rendra quelque service que si la vessie est pleine. Si elle est vide, le ballon rectal la comprime sur le pubis, la cache et rend l'opération plus difficile.

Dans les cas de rupture urétrale récente accompagnée de rétention d'urine relativement peu considérable, le ballon de Pétersen sera un bon auxiliaire, mais chez les rétrécis il en va tout autrement. On sait que chez les rétrécis la vessie peut se présenter sous deux aspects bien différents : ou bien il y a cystite, intolérance vésicale, mictions incessantes et vessie petite, ratatinée, ou bien il y a rétention franche, dilatation vésicale considérable et quelquefois incontinence par regorgement. Dans le premier cas, le ballon serait nuisible, car il aplatirait la vessie contre le pubis et la rendrait moins facilement abordable; dans le second, il est inutile, car la vessie est ordinairement assez distendue pour dépasser de beaucoup le pubis. Chez le malade de notre observation XVIII, la vessie remontait jusqu'à l'ombilic, et la taille sans ballon rectal n'a présenté aucune difficulté.

D'autre part, le ballon de Pétersen peut, dans certains cas, être une source de réels dangers. Nous trouvons relatée dans les *Annales des Maladies génito-urinaires* de 1894, p. 1103, une observation de M. Routier dans laquelle le ballon entraîna une perforation du rectum par escarre, et cette observation n'est point un fait isolé. Le ballon sera donc toujours gonflé modérément et réservé aux cas où il est indispensable, c'est-à-dire bien rarement employé.

Même chez les vieux rétrécis, dans les cas qui nous occupent, la vessie est distendue et déborde le pubis, car nous n'avons en vue que les cas où le cathétérisme fili-forme est impossible et où l'urétrotomie interne n'a pu être pratiquée. Chez ces malades, même atteints de cys-tite, l'évacuation vésicale devient bien vite insuffisante, et forcément la vessie se distend. Si la lésion n'est pas pous-sée à ce point, l'urétrotomie interne est possible et le cas ne rentre plus dans notre cadre.

Opération. — Après avoir pris les précautions anti-septiques ordinaires, dans un premier temps, on fait au bistouri une incision verticale et médiane d'une longueur de 10 centimètres environ à partir du pubis. On reconnaît la ligne blanche sur laquelle on fait en bas au niveau de la symphyse une petite incision. Dans cet orifice, on introduit la sonde cannelée de bas en haut pour ne pas se perdre dans les muscles pyramidaux. Après la section de la ligne blanche, le tissu graisseux prévésical se présente entre les muscles droits écartés. L'index gauche effondrant le fascia transversalis au ras de la symphyse pubienne descend dans le tissu graisseux de la cavité de Retzius jusqu'à ce qu'il reconnaisse le col et l'origine de l'urètre. Il remonte alors en raclant avec l'ongle la face antérieure de la vessie et entraîne dans sa concavité la graisse prévésicale et le cul-de-sac péritonéal qui est ainsi sûrement refoulé, quelque bas qu'il descende, sans être exposé à aucun danger et sans même être vu. Si la vessie est distendue, l'index gauche restant en position dans l'angle supérieur de la plaie pour maintenir le cul-de-sac péritonéal, on ponctionne la vessie en avant de son ongle. Si la vessie est ratatinée, il faut confier le cul-de-sac péritonéal au doigt ou à l'écarteur d'un aide et aller à la recherche de la vessie. On la saisit, on l'emmène dans la plaie par une douce traction et l'on a soin de garnir de compresses hydrophiles l'espace compris entre la paroi vésicale et les lèvres de la plaie abdominale pour absorber l'urine qui va s'échapper de l'incision vésicale.

Cela fait, on incise la vessie sur la ligne médiane dans une longueur de 3 à 4 centimètres, ce qui donne l'ouverture nécessaire et suffisante pour livrer passage à un doigt et à un cathéter s'engageant simultanément l'un devant l'autre. Mais on n'hésitera pas, pour peu que cela soit utile, à pratiquer une incision plus étendue, toujours sans inconvénient et que l'on pourra, du reste, rétrécir ensuite par une suture partielle. Dès que l'incision est faite, on passe de chaque côté deux fils suspenseurs suivant la méthode de Guyon, fils qui doivent être le plus rapprochés possible des bords de la section. Ces fils sont confiés à des aides, et l'opérateur se mettant à gauche du malade place dans l'incision son indicateur gauche dont la face palmaire embrasse la symphyse. Ce doigt longe, en descendant peu à peu, la paroi antérieure de la vessie qu'il applique sur la symphyse. Il arrive ainsi sur le col de la vessie et s'arrête immédiatement. On introduit alors un cathéter métallique à grande courbure dont la concavité va embrasser la convexité du doigt préalablement placé dans la vessie. Lorsque le cathéter est arrivé sur la pulpe du doigt, c'est-à-dire au niveau du col, il suffit de soulever légèrement l'index et de pousser sans brusquerie le cathéter d'arrière en avant pour qu'il pénètre dans l'urètre postérieur.

Le cathéter suit la courbure du canal et arrive au périnée où il devient aisé d'inciser le rétrécissement. Rien n'est plus facile alors que d'attacher une sonde à bout coupé au bec du cathéter et, en retirant ce dernier par l'hypogastre, de mettre la sonde en place. On fait passer son autre extrémité dans le bout antérieur de l'urètre, à moins qu'on ne l'ait préalablement introduite par le méat.

Le cathéter métallique employé varie suivant les chirurgiens ; le point essentiel, c'est qu'il soit de grande courbure. Dans l'observation XVIII, que nous publions, M. le médecin-major Rioblanc s'est servi d'un béniqué n° 34.

La supériorité des cathéters métalliques à grande courbure est reconnue par le plus grand nombre des chirurgiens. Il est difficile en effet de guider une sonde molle ou demi-molle et souvent impossible de la faire pénétrer dans le col de la vessie. Le cathéter métallique, manié avec douceur, n'expose pas davantage aux déchirures de la muqueuse comme on pourrait le supposer au premier abord et il simplifie beaucoup la manœuvre.

M. Guyon, pour concilier la facilité du cathétérisme rétrograde avec une petite incision vésicale, a fait des recherches précises avec M. Farabeuf et a fait construire par Collin un instrument de courbure spéciale appelé cathéter rétrograde, dont on trouvera la description détaillée faite par Legueu dans les *Annales génito-urinaires* de 1896, page 304.

M. Estor[1], de son côté, propose un petit perfectionnement et l'instrumentation qu'il emploie est destinée à empêcher la duplicature de la sonde molle que l'on fixe à l'extrémité du cathéter introduit par la vessie.

Ces divers instruments peuvent rendre des services, nous ne le contestons pas, mais on ne les a pas toujours sous la main et, comme en définitive ce sont des cathéters métalliques à grande courbure, la bougie Béniqué suffit à tous les besoins. Elle a de plus l'avantage de se trouver dans tout arsenal chirurgical pour si modeste qu'il soit.

Les chirurgiens se sont aussi préoccupés d'assurer le renouvellement de la sonde qui, généralement, n'a été mise en place qu'après une opération longue et laborieuse. Giraldès conseille d'attacher au bout hypogastrique de la sonde, qui est à demeure, une nouvelle sonde ; en tirant

---

[1] Ester, *Du cathétérisme rétrograde de l'urètre*, page 87.

par le méat sur la première, la seconde se met en place. Duplay passe à l'extrémité vésicale de la sonde à demeure un long fil sortant par la plaie hypogastrique. Pour la changer, on la retire par le méat et le fil suit ; comme il a une longueur considérable, il ne disparaît pas au niveau de l'hypogastre. Le fil ayant apparu au méat, on fixe sur ce conducteur une nouvelle sonde que l'on met facilement en place en tirant sur l'extrémité hypogastrique du fil.

Heurteloup et Tillaux introduisent dans l'urètre un long tube en caoutchouc qui ressort par l'hypogastre. Deux larges trous sont pratiqués dans la portion du tube correspondant à la vessie. Ce procédé met à l'abri de l'issue spontanée de la sonde et rend très facile le renouvellement du tube laissé ainsi à demeure.

Ces procédés très ingénieux ont rendu des services et peuvent en rendre à l'occasion, mais ils sont ordinairement inutiles. On sait qu'autour des sondes à demeure placées après urétrotomie externe, la lumière du canal s'agrandit bien vite par suite de l'inflammation et d'une sorte de gangrène moléculaire ; l'urine filtre bientôt autour de la sonde que l'on est obligé de remplacer par une plus grosse. Cette dilatation inflammatoire de l'orifice anormal pratiqué au bout postérieur de l'urètre fait qu'on n'éprouve généralement pas de difficultés sérieuses à changer la sonde, si la plaie périnéale a été maintenue ouverte. Il suffit, le malade étant dans la position de la taille, d'introduire la nouvelle sonde par le méat, et quand son bec apparaît dans la plaie périnéale, de le guider et de l'engager doucement dans le segment postérieur de l'urètre. C'est ainsi qu'a procédé M. Rioblanc dans notre observation XVIII, et il n'a éprouvé aucune difficulté. Ce renouvellement de la sonde devient, du reste, d'autant plus facile que l'opération est déjà plus ancienne et que le nouveau canal est déjà mieux constitué. Nous croyons en effet que dans les cas qui nous intéressent, il ne faut pas trop se hâter de supprimer la sonde à demeure ; elle est indispensable pour mouler un nouveau canal à la place du rétrécissement incisé ou excisé ; elle n'expose pas comme le cathétérisme répété à travers des tissus enflammés, à de nombreuses fausses routes suivies d'infiltration d'urine ou d'abcès urineux. Enfin, en tenant ces sondes très proprement, en passant chaque jour des irrigations boriquées à travers leur lumière jusque dans la vessie, on peut maintenir dans des limites exemptes de danger la réaction inflammatoire qu'elles déterminent autour d'elles.

CHAPITRE IV

APPRÉCIATION ET INDICATIONS DES DIVERS PROCÉDÉS

Nous ne reviendrons pas ici sur les procédés que nous avons rangés dans le groupe des petits moyens ; nous avons vu combien ils étaient insuffisants. Nous avons indiqué également les arguments qui nous font rejeter de la pratique la ponction périnéale, malgré les succès qu'elle a pu donner entre les mains de Th. Anger et de Schwartz. Ce chapitre sera donc réservé à l'étude comparative de la valeur des trois derniers procédés dont nous venons de parler, savoir :

1° *Le cathétérisme rétrograde vésico-urétral par fistule hypogastrique ;*

2° *Le cathétérisme rétrograde par recherche de l'urètre à sa sortie de la prostate ou cathétérisme prostato-urétral ;*

3° *Le cathétérisme rétrograde vésico-urétral par taille hypogastrique.*

Il est toujours délicata d'étblir les indications d'un procédé opératoire quelconque ; c'est particulièrement difficile pour le cathétérisme rétrograde. Certains, rompus aux difficultés de l'urétrotomie externe, l'exécuteront très rarement; d'autres, moins habiles ou moins favorisés, y auront recours plus souvent, mais tous, dans certains cas épineux, seront heureux d'utiliser cette dernière ressource.

Ce serait en effet une erreur de considérer cette opération comme réservée aux jeunes et aux inexpérimentés, car il est des cas où elle ne peut être remplacée par aucune autre; pour le prouver, il suffit de citer les noms de Duplay, Péan, Tillaux, Guyon, etc., qui ont été dans la nécessité d'y recourir. En somme, tous les chirurgiens peuvent être amenés au cours d'une urétrotomie externe très difficile à pratiquer le cathétérisme rétrograde.

1° Cathétérisme rétrograde après ponction hypogastrique. — C'est l'opération primitive de Verguin, la seule que l'on ait pratiquée pendant longtemps. Elle a rendu de grands services, mais elle doit être abandonnée aujourd'hui et remplacée par la taille suspubienne. La ponction, en effet, séduit au premier abord par sa simplicité, mais c'est une opération aveugle et non sans dangers. Il est banal de répéter qu'elle expose à la blessure du péritoine, et cette assertion fait sourire les partisans de l'opération de Méry. « Si l'on songe, dit M. Lejars[1], que le trocart porte toujours sur un globe extrêmement distendu, on admettra qu'à moins de faire, de parti pris, la ponction très haut, pareil accident soit exceptionnel; du reste où sont les faits précis? » Il nous est facile d'établir que ce danger est réel et que les faits

[1] Lejars, Cystostomie et cysto-drainage hypogastriques (*Semaine médicale*, 1893, p. 452).

précis ne font point défaut. Romary[1] a montré, par des expériences cadavériques, que l'ascension du cul-de-sac péritonéal dans la distension de la vessie varie suivant les individus; s'il est assez fréquent de voir le cul-de-sac toucher le pubis avec une distension de 200 grammes et s'en écarter de 1 à 2 centimètres avec une distension de 400 grammes, il n'est pas rare, chez les vieillards surtout, de voir l'intervalle ne pas dépasser ou ne pas atteindre ces chiffres, alors que la vessie distendue remonte jusqu'à l'ombilic. En pratique, comme le remarque Romary, « quel que soit l'âge du sujet et le degré de distension de la vessie, on n'est jamais sûr de ne pas rencontrer le péritoine au contact du pubis », d'autant que ce péritoine adhère plus souvent qu'on ne croit au pubis. M. Lejars demande des faits : Romary n'a pas eu de peine à réunir quatorze cas de ces adhérences, empruntés à Pétersen, Pitha, Billroth, Sonnemburg, Gussenbauer, Poncet, Rollet, etc.

La blessure du péritoine est donc possible et toujours à craindre, mais elle ne constitue peut-être pas le plus sérieux danger auquel expose la ponction de Méry. Sur 22 cas de ponction sus-pubienne, Pouliot (thèse de Paris, 1868) relève 9 morts, dont 8 par infiltration d'urine. Cette infiltration d'urine est d'autant plus facile qu'on emploie de plus gros trocarts, et, même avec les aiguilles capillaires, elle est à redouter, car la paroi vésicale paralysée, altérée, ne revient pas sur elle-même, et l'orifice de la ponction reste béant. M. le professeur Poncet, au

---

[1] Romary, *Des rapports de la région antérieure de la vessie avec le péritoine* (thèse de Lyon, 1895).

cours d'une cystostomie chez un malade ponctionné antérieurement, a vu un jet d'urine filiforme de 6 à 8 centimètres de hauteur se faire jour à travers le pertuis laissé par l'aiguille. La conséquence de cette infiltration d'une urine infectée est ordinairement un phlegmon hypogastrique, le plus souvent mortel chez les vieillards, et toujours grave quel que soit l'âge; il est d'autant plus grave qu'il peut quelquefois, comme dans un cas de Braune, se propager au péritoine.

Les précautions les plus minutieuses ne pouvant prévenir une infection, dont le point de départ est dans la vessie malade, nous croyons devoir rejeter sans hésitation le procédé de la ponction hypogastrique appliquée au cathétérisme rétrograde. Nous le rejetons d'autant plus complétement que ce cathétérisme, par une fistule suspubienne, est très difficile et souvent impossible. Beaucard[1], qui s'est livré à des expériences sur le cadavre, a été plusieurs fois dans l'impossibilité absolue de trouver le col de la vessie et la difficulté qu'on éprouve souvent au cours même de la taille, quand on peut guider le bec de la sonde sur l'index gauche, fait comprendre la quasi impossibilité de trouver l'orifice urétral à travers un trocart tel que celui de frère Côme.

De plus, on s'expose à des fausses routes, à des déchirures de la muqueuse qui passeront inaperçues et entraîneront ensuite des infiltrations d'urine, des abcès urineux avec toutes leurs conséquences.

Aussi est-il nécessaire d'agir à travers une ouverture

---

[1] Beaucard, *Du cathétérisme rétrograde* (thèse de Nancy, 1886, n° 206).

large de la vessie, et ces diverses raisons doivent faire abandonner sans retour le cathétérisme rétrograde par une fistule hypogastrique intentionnellement créée. Dans le cas où l'orifice de ponction existerait déjà au moment où l'on intervient, il serait naturel de l'utiliser, mais si l'on éprouvait la moindre difficulté à pratiquer ainsi le cathétérisme, on n'hésiterait pas à ouvrir plus largement la vessie, comme le conseillait déjà Sédillot.

2° Cathétérisme prostato urétral. — Le procédé de Le Dentu, connu en Autriche sous le nom de procédé de Dittel, présente de sérieux avantages et peut, dans certains cas, éviter une taille hypogastrique. Il serait excellent si, dans tous les cas et au milieu d'un périnée épaissi et fistuleux, il était aisé de trouver la région prostatique de l'urètre. Malheureusement il n'en est pas toujours ainsi et la recherche de la pointe de la prostate peut être laborieuse. Le Dentu l'a avoué lui-même à la Société de chirurgie : une fois sur trois, ce n'est qu'avec peine qu'il est arrivé à trouver le bec prostatique, et ce procédé a échoué entre les mains de Tillaux.

Le plus souvent, il ne sera pas difficile de découvrir la prostate, en se guidant sur la paroi antérieure du rectum, surtout s'il s'agit d'un sujet ayant un certain âge; mais chez l'enfant dont la prostate n'est guère perceptible, l'on peut éprouver de très grandes difficultés à la trouver. Il faut encore, pour que la manœuvre soit aisée, que la glande ne soit pas altérée par le voisinage de poches urineuses. Nous savons par la clinique et l'expérimentation que les ruptures et les rétrécissements de la portion membraneuse de l'urètre ne sont pas rares; il peut se former

alors, au voisinage, des trajets fistuleux allant s'ouvrir
dans le rectum. Ces trajets fistuleux, qui peuvent aussi
prendre naissance à la suite d'une prostatite suppurée
produite par une fausse manœuvre ou une fausse route,
s'ouvrent d'un côté dans la région prostatique, tandis que
l'orifice inférieur peut s'ouvrir dans le rectum, au-dessus
du sphincter externe de l'anus. La prostate et la paroi
antérieure du rectum sont alors intimement unies par des
trajets fistuleux et des tissus fibreux de nouvelle formation,
durs et épais.

Hamonic a observé un cas très remarquable de fistules
urétro-périnéo-ano-scrotales. Serait-il possible, avec des
lésions analogues, d'aller ouvrir l'urètre postérieur au
niveau du bec prostatique? Il faut ajouter d'autre part
que, chez certains sujets à vaisseaux périnéaux très déve-
loppés et variqueux, cette recherche peut être compliquée
par une hémorragie abondante qui masque tout et empêche
de reconnaître les organes. Ayant incisé le bec prostatique, au cours d'une résection avec autoplastie de l'urètre,
M. le professeur Delorme dut, pour se rendre maître de
l'écoulement sanguin, faire un tamponnement très com-
pressif et le maintenir pendant deux heures[1]. Or, si la
lésion qui a motivé l'urétrotomie externe siège dans la
région membraneuse de l'urètre, la section de la prostate
devient nécessaire dans une étendue assez considérable;
l'opération est alors laborieuse et aléatoire. En somme,
si l'on veut bien réfléchir aux conditions qu'exige, pour
réussir, un semblable procédé, on se rendra aisément

[1] *Gazette des hôpitaux*, p. 619, 1889.

compte qu'il ne saurait être généralisé et qu'il convient de le réserver pour certains cas spéciaux.

Rupture traumatique récente de l'urètre, rétrécissement peu étendu, siège de la lésion au niveau de la région bulbaire, périnée peu modifié dans sa structure, âge avancé du malade, prostate facilement accessible, faible développement des réseaux veineux, vessie vide et non enflammée ou, au contraire. absolument ratatinée derrière le pubis : voilà un ensemble de conditions qui, soit en contre-indiquant la taille hypogastrique, soit en rendant particulièrement facile le procédé de cathétérisme prostato-urétral de Le Dentu, doivent être considérées comme de véritables indications de ce procédé.

Les conditions inverses, au contraire, seraient des contre-indications de recourir au procédé de Le Dentu, et devraient porter à s'adresser à la taille hypogastrique. Celle-ci sera donc indiquée si la lésion siège dans la région membraneuse, tout près du bec prostatique, s'il s'agit d'un rétrécissement très dur et très étendu, si le périnée tout entier est altéré, infiltré, sclérosé, couturé, fistuleux ; s'il s'agit d'un sujet jeune à très petite prostate. Dans tous les cas, c'est la difficulté du cathétérisme prostato-urétral qui conduit à la cystotomie.

Mais celle-ci peut encore être indiquée, et plus nettement même, par une vessie distendue débordant de beaucoup le pubis, par l'existence d'une cystite douloureuse ou d'accidents d'intoxication urineuse. Dans le cas de vessie distendue, la simplicité seule de la taille hypogastrique peut suffire à faire accepter le cathétérisme vésico-urétral ; mais dans le cas d'intolérance vésicale, de douleurs extrêmement vives ou d'accidents infectieux, une

autre raison intervient pour faire de la cystotomie l'opération de choix : c'est le bénéfice que retirera le malade
de cette intervention, la grande amélioration qu'apporte-
ront à ses lésions inflammatoires et à ses douleurs le large
drainage de la vessie, la mise au repos de cet organe,
enfin la possibilité d'agir directement sur sa muqueuse.
Dans tous ces cas il conviendra donc, après échec dans
la recherche du bout postérieur de l'urètre, de recourir
au troisième des procédés que nous avons mis en parallèle,
c'est-à-dire au cathétérisme rétrograde vésico-urétral
après taille hypogastrique.

3° **Cathétérisme rétrograde vésico-urétral
après taille hypogastrique**. — Ce procédé, d'ailleurs, est de tous celui qui donne la plus grande sécurité ;
seul il donne au chirurgien la certitude de pouvoir achever l'opération et de passer une sonde du col de la vessie
au méat. Si, à la Société de Chirurgie de Paris, en
1888, Th. Anger a signalé la difficulté qu'il avait éprou-
vée à trouver l'orifice vésical chez un enfant de douze ans,
et si, antérieurement, Roux et Sédillot ont échoué à travers l'orifice d'une fistule hypogastrique, cela tient exclusivement aux dimensions insuffisantes de l'ouverture vésicale et à l'emploi de sondes molles.

Ces dernières sondes sont très défectueuses ; dans
l'observation qu'il a bien voulu nous communiquer,
M. le médecin-major Rioblanc fit, sans succès, une première tentative avec une bougie en gomme ; il prit alors
une bougie Béniqué et réussit sans difficultés. Une sonde
métallique à grande courbure et une ouverture vésicale
assez grande pour permettre à un ou deux doigts de la

main gauche d'aller reconnaître le col de la vessie et guider le bec de la sonde sont les deux conditions nécessaires, mais toujours suffisantes pour que le cathétérisme vésico-urétral soit facile et pour que le résultat poursuivi soit assuré.

Cette opération, d'autre part, n'a point de gravité propre ; nous avons dit quelles précautions permettent d'éviter, à coup sûr, la lésion du péritoine ; l'infiltration d'urine n'est point à redouter si l'on ne cherche pas à fermer par la suture la plaie vésicale, puisqu'alors, même en cas de mauvais fonctionnement des tubes de Périer, l'urine s'écoule librement au dehors par la plaie abdominale. Après ses cystostomies, M. le professeur Poncet ne met ni drain, ni sonde, ni tubes de Périer, estimant que le meilleur pansement est le plus simple : un gâteau de coton hydrophile placé au-dessus du pubis et absorbant l'urine.

Quand, après semblable opération, la mort est survenue, elle a toujours été le fait non point de l'opération elle-même, mais bien de l'état de cachexie urinaire où se trouvaient les malades profondément infectés ou atteints de lésions rénales avancées (faits de Princetau, de Péan, etc.). Dans tous les autres cas, la guérison a été rapide et la fistule absolument exceptionnelle.

N'ayant point en vue dans ce travail l'étude du cathétérisme rétrograde en général, mais seulement les applications de ce cathétérisme aux cas où l'on éprouve, au cours d'une urétrotomie externe, des difficultés extrêmes à trouver le bout postérieur de l'urètre, nous ne nous occuperons pas de l'emploi de ce procédé chez les prostatiques. Bien que préconisé par Chassaignac, Röhmer, etc., il nous semble peu rationnel, car dans l'hypertrophie de la prostate, le lobe moyen forme une sorte de valvule plus facile à déprimer de l'urètre vers la vessie que de la vessie vers l'urètre.

Si la difficulté du cathétérisme, avec les sondes à béquille, devient insurmontable, s'il y a fausses routes, cystite, accidents septiques, rétention, ce n'est point pour pratiquer un cathétérisme rétrograde qu'il convient d'ouvrir la vessie au-dessus du pubis, mais bien pour créer un méat hypogastrique. Ces cas, en effet, sont exclusivement justiciables de l'opération de Poncet.

Dans quelques faits, toutefois, on voit des malades chez qui l'urètre, criblé de fausses routes à la suite de cathétérismes pratiqués sans ménagements, a donné naissance à des infiltrations d'urine, à des abcès et à de véritables rétrécissements cicatriciels. Chez ces malades, l'urétrotomie externe peut être indiquée et présenter des difficultés; ce sont les seuls cas qui rentrent dans le cadre de cette étude. Le cathétérisme rétrogade y trouvera sa place dans les mêmes conditions qu'au cours de toutes les urétrotomies externes laborieuses, quelle que soit l'affection qui les ait motivées.

CHAPITRE V

MOMENT OU IL CONVIENT D'EMPLOYER CES PROCÉDÉS

Maintenant que nous avons étudié les divers procédés employés pour la recherche du bout postérieur, il est intéressant de se demander à quel moment on doit s'adresser à eux. La question se pose surtout pour la taille hypogastrique qui constitue une opération nouvelle, tandis que le cathétérisme prostato-urétral n'est pour ainsi dire que la continuation sur place de la recherche de l'urètre.

Nous avons vu les avantages du cathétérisme rétrograde; attendrons-nous pour en faire bénéficier le malade qu'une longue opération l'ait mis en danger? Ou bien, confiants dans sa valeur et sa bénignité, le pratiquerons-nous dans toutes les urétrotomies externes sans conducteur? La question semble résolue d'avance; il n'est pourtant pas inutile de la soulever.

Le cathétérisme rétrograde, avons-nous vu, donne la certitude de retrouver le bout postérieur. Aussi certains chirurgiens se sont demandé s'il ne serait pas logique de le considérer comme premier temps indispensable de toute urétrotomie externe sans conducteur? Ne vaudrait-il pas mieux placer tout d'abord un cathéter dans la vessie que de perdre un temps précieux à rechercher l'urètre perdu au milieu des callosités, et parfois impossible à déceler dans un périnée dur et fistuleux ? Tuffier a adopté cette conduite et, le premier (17 mai 1888), a pratiqué le cathétérisme rétrograde primitif. Princeteau (de Bordeaux) l'a imité, et voici en quels termes s'exprime Chalot (de Toulouse) : « Je suis d'avis qu'il est préférable, au point de vue technique et thérapeutique, de faire d'emblée la taille hypogastrique et de diviser ensuite le rétrécissement par l'urétrotomie externe entre deux cathéters de Syme passés jusqu'au point rétréci, l'un par la vessie d'arrière en avant, l'autre par le méat d'avant en arrière. Je suis arrivé à adopter cette pratique par suite de l'incertitude bien connue de l'urétrotomie externe sans conducteur. Sans doute j'ai réussi plusieurs fois cette dernière, mais que de tâtonnements et de temps perdu ! Aujourd'hui, je suis de plus en plus enclin à l'emploi systématique de la taille hypogastrique d'emblée avec urétrotomie externe secondaire, opération rapide et bien réglée. »

Lartigue, dans sa thèse, a développé ces arguments. Il établit une statistique d'après laquelle dans 34 pour 100 des urétrotomies externes sans conducteur on ne pourrait trouver le bout postérieur. Ce chiffre nous paraît bien élevé, mais enfin acceptons le; est-il suffisant pour justifier toujours le cathétérisme rétrograde primitif?

Puisque dans 66 pour 100 des cas il est inutile, pourquoi faire courir au malade les risques d'une opération toujours plus grave qu'une simple urétrotomie externe quand on peut l'achever dans de bonnes conditions. Faudrait-il donc rayer du nombre des opérations courantes l'urétrotomie externe, telle qu'elle est pratiquée généralement, par la seule raison qu'elle ne réussit pas toujours? Nous ne le pensons pas, et le cathétérisme rétrograde d'emblée ne nous semble justifié que lorsqu'il y a indication formelle de la taille hypogastrique pour mettre la vessie au repos, dans le cas par exemple de cystite douloureuse. C'est l'opinion du professeur Guyon; il l'admet encore dans certaines ruptures de l'urètre avec désordres graves du côté du bassin, mais il met en garde contre la tendance à trop élargir les indications de cette opération.

Le cathétérisme rétrograde est inutile dans la plupart des cas, et il n'est pas clinique de s'adresser d'abord à une opération plus complexe et plus sérieuse parce que l'on n'est pas sûr de pouvoir mener à bien une intervention plus simple. La raison indique qu'il faut d'abord tenter celle-ci et ne s'adresser à la première que si l'on échoue. D'ailleurs les tentatives modérées faites sur le périnée ne compromettent en rien le succès de la taille, si l'on doit la pratiquer, et c'est réellement exagéré que de reculer d'avance devant des difficultés qui, peut-être, ne se présenteront pas.

Par contre, si ces difficultés viennent à se présenter, ce serait une grosse faute que de s'acharner à trouver quand même le bout postérieur. Cette manière de procéder, en effet, justifierait la conduite des partisans du cathétérisme rétrograde primitif. Un de leurs arguments est que la recherche prolongée du bout postérieur entraîne une grande perte de temps et, par suite, est fort préjudiciable au malade. C'est juste, mais il ne faut pas prendre pour règle ce qui n'est que l'exception, et tirer des conclusions de cas extrêmes.

Entre la temporisation à outrance et l'intervention primitive, se trouve un juste milieu. Le parti le plus sage, le plus rationnel est de se tenir dans l'expectative armée et de ne pas hésiter à intervenir par la voie hypogastrique si, après des recherches minutieuses, on n'a pas réussi à trouver le bout postérieur. Le temps que doivent durer ces recherches est impossible à préciser, il sera subordonné à l'état du malade, mais, en aucun cas, ne devra dépasser vingt-cinq à trente minutes. Une insistance plus prolongée fatigue le malade, énerve l'opérateur et aussi les assistants, de sorte que tout en souffre.

CHAPITRE VI

SOINS CONSÉCUTIFS

Nous ne voulons pas terminer cette étude sans dire un mot des soins consécutifs qu'exigera le malade auquel on aura pratiqué le cathétérisme rétrograde. Une fois la sonde à demeure mise en place, il reste à s'occuper des plaies périnéale et hypogastrique.

Plaie périnéale. — La suture de la plaie périnéale est facultative quand le périnée est souple et sain, ce qui n'est généralement pas le cas dans les conditions où l'on éprouve des difficultés à trouver le bout postérieur. Mais la suture est contre-indiquée quand une infiltration a ravagé le tissu cellulaire de la région, quand la plaie est infectée, quand le périnée est blindé de tissu scléreux en nappe inextirpable, incapable de réunion et criblé de fistules. Le mieux alors est de laisser la plaie complètement béante et de la bourrer avec de la gaze iodoformée, suivant la méthode de Mickulicz, de façon à laisser la cicatrisation lente reconstituer un nouveau canal sur la sonde.

Plaie hypogastrique. — Nous avons fait à la région hypogastrique une plaie intéressant à la fois la paroi abdominale et la vessie sous-jacente. Ces deux plaies, abdominale et vésicale peuvent être traitées de deux façons différentes ; certains laissent la vessie ouverte, d'autres préfèrent la suture perdue de la vessie, complétée ou non par la suture totale de la paroi abdominale.

La première méthode a été pendant longtemps la seule employée et il est des cas où elle ne peut être remplacée par l'autre. Elle consiste à laisser ouverte l'incision vésicale que l'on se borne à rétrécir un peu si elle est trop étendue ; il est bon, pour éviter tout clapier, de suspendre la vessie à l'incision cutanée par quelques points de suture ; on fixe également par un point les tubes de Périer introduits jusque dans le bas-fond vésical. Cette méthode a fourni de très remarquables succès, elle permet de traiter directement les lésions vésicales et donne par seconde intention une cicatrisation solide et rapide. L'urine en effet, qui ne stagne nulle part, n'empêche pas la production des phénomènes qui conduisent à la réparation des plaies, et les faits prouvent que la guérison est ainsi sûre et complète, sans qu'il soit nécessaire de recourir à la cystorraphie secondaire récemment préconisée par Jonnesco[1].

On tend cependant aujourd'hui à remplacer la méthode de Périer par la suture totale de la vessie. A la suite de nombreuses expériences, parmi lesquelles nous citerons celles de Vincent (de Lyon), un grand nombre de chirurgiens se sont déclarés partisans de cette méthode qui donnerait une guérison plus rapide et une cicatrice plus solide. Entre ces opinions contraires nous ne saurions nous prononcer ; la suture en tout cas reste contre-indiquée lorsque la paroi vésicale est sclérosée et toutes les

[1] Jonnesco, Congrès français d'urologie, Paris, 1898.

fois que la vessie est infectée ; dans tous les cas douteux, le drainage nous paraît plus sûr et préférable.

Nous ne pouvons pas d'ailleurs examiner ici en détail les arguments donnés en faveur de la suture totale de la vessie, ni les procédés employés ; nous renvoyons pour cette étude à la thèse de Robert Sorel [1] faite sous la direction du professeur Guyon. On trouvera encore d'utiles renseignements sur cette question dans un travail de M. le médecin major Sieur, « Sur le traitement des plaies pénétrantes de la vessie, » publié par les *Archives générales de Médecine* en 1894.

Nous avons déjà dit au chapitre III ce que nous pensions de la sonde à demeure. Elle est indispensable pour permettre la reconstitution d'un nouveau canal à la place du rétrécissement incisé ou excisé, soit qu'on la mette au moment même de l'opération, soit qu'on attende quelques jours, ainsi que nous l'avons vu faire par M. le professeur Poncet.

Il ne faut pas se hâter de la supprimer pour la remplacer par des cathétérismes répétés qui, à travers des tissus enflammés, exposent à de nombreuses fausses routes, suivies d'infiltration d'urine, d'abcès, de fistules et d'intoxication. Si l'on place la sonde au cours de l'opération, la sonde de Pezzer qui reste fixée sans appareil est préférable ; pour son remplacement, il faudra recourir aux sondes à bout coupé.

Le tube de caoutchouc troué, préconisé par M. Defontaine et passé à travers la vessie et l'urètre de la plaie

---

[1] Robert Sorel, *Contribution à l'étude de la suture totale de la vessie* (thèse de doctorat, Paris, février, 1893).

hypogastrique au méat, trouvera son indication dans certains cas d'infection profonde.

Quel que soit d'ailleurs le procédé employé, sondes et drains doivent être tenus très propres pour que l'on puisse rester maitre de l'inflammation qu'ils déterminent forcément autour d'eux. Il suffit pour cela de pousser chaque jour par ces tubes des irrigations boriquées dans la vessie. La seringue est le meilleur instrument, car elle donne à l'opérateur la sensation de la force du jet qui pénètre dans la vessie. Il est bon d'augmenter progressivement le calibre de la sonde pour éviter que l'urine vienne sourdre autour d'elle.

Quand le travail inflammatoire est terminé et le nouveau canal constitué, on enlève la sonde à demeure et, après quelques jours de repos, on commence à calibrer ce canal, suivant la méthode ordinaire en passant chaque jour des bougies Béniqué, de numéros de plus en plus forts. Il suffira de maintenir le calibre obtenu et l'on conseillera au malade de se sonder, ou mieux de se faire sonder de temps en temps par un médecin.

OBSERVATIONS

Nous n'avons pas l'intention de reproduire toutes les observations de cathétérisme rétrograde connues dans la littérature médicale. Parmi toutes celles que nous avons étudiées, nous n'en avons retenu qu'un petit nombre dont il sera facile de rapprocher les différents cas cliniques. Leur examen démontre mieux que tous les raisonnements combien est réelle la difficulté de trouver le bout postérieur de l'urètre et quels services peut rendre le cathétérisme rétrograde associé à la taille hypogastrique.

OBSERVATION I

(Péan, thèse de Bollart, n° 235, page 58, Paris, 1875.)

Rupture de l'urètre par un éboulement de marne. — Rétention d'urine, ponctions capillaires. — Urétrotomie externe sans résultat. — Infiltration urinaire. — Taille hypogastrique. — Passage d'une sonde à demeure. — Guérison.

OBSERVATION II

(Péan, v. thèse Beaucard, n° 206, p. 30, Nancy 1885.)

Rétrécissements multiples de l'urètre, infiltration d'urine. — Urétrotomie externe. — Les recherches les plus minutieuses ne permettant pas de trouver le bout postérieur, on pratique la taille hypogastrique et le cathétérisme rétrograde. — Guérison.

OBSERVATION III

(Duplay, Cathétérisme rétrograde *(Archives générales de méde-cine*, 7ᵉ série, tome XII, 1883.)

Rétrécissement traumatique ancien. — Urétrotomie externe sans conducteur. — Impossibilité de retrouver le bout postérieur du canal. — Nouvelle urétrotomie externe combinée avec le cathétérisme rétrograde après ouverture de la vessie au-dessus du pubis. — Guérison.

OBSERVATION IV

(Dr Jules Bœckel; thèse de Gacin, Strasbourg, 1884.)

Rétrécissement infranchissable de l'urètre; abcès du périnée; urétrotomie externe sans conducteur; on ne trouve ni le bout postérieur ni le bout antérieur du canal malgré une section trans-versale; cystotomie sus-pubienne et cathétérisme rétrograde; urétrorraphie ultérieure huit jours après la première opération; guérison.

OBSERVATION V

(Rohmer; thèse Beaucard, nº 206, page 24, 1885.)

Rupture de l'urètre par suite d'une chute. — Rétrécissement infranchissable. — Urétrotomie externe sans résultat. — Cathété-risme rétrograde. — Accidents par suite d'infiltration. — Guérison.

OBSERVATION VI

(Du Dr Douart, présentée le 7 avril 1886, par M. Charles Monod à la Société de chirurgie.)

Un jeune garçon de huit ans, en descendant d'un arbre, tombe à cheval sur un échalas, dont l'extrémité pénètre dans le pli inguino-scrotal droit. Rétention d'urine complète. Le cathétérisme est impossible et pendant cinq jours on pratique la ponction capillaire de la vessie. Incision périnéale pour aller à la recherche de l'urètre rupturé. Malgré de longues recherches le bout postérieur ne put être relevé et l'on pratiqua le cathétérisme rétrograde après taille hypogastrique. Un béniqué est facilement introduit dans le col et vient ressortir au périnée; à son extrémité on attache une sonde en gomme passée par le méat. Le cathéter retiré entraîne la sonde qui est fixée et laissée à demeure. Elle fut enlevée le douzième jour, mais ne put être replacée. L'urine pendant quatre jours s'écoula tout entière par la plaie abdominale, puis subitement elle reprit son cours normal. L'enfant n'urina plus que par la verge; quelques jours plus tard les plaies périnéale et hypogastrique étaient cicatrisées. A ce moment, dix neuf jours après l'opération, vingt-quatre après l'accident, la guérison était en apparence complète, mais il se produisit peu à peu un rétrécissement étroit de l'urètre; l'indocilité du petit malade ayant rendu impossible toute tentative de dilatation, M. Douart se proposait de faire ultérieurement l'urétrotomie interne.

OBSERVATION VII

(Tillaux, Société de Chirurgie, 15 février 1888.)

Rupture de l'urètre chez un homme de trente quatre ans, le médecin appelé tente en vain le cathétérisme et pratique une large incision au périnée. Au bout de douze jours on put introduire une

sonde dans la vessie et la fixer à demeure. La sonde resta en
place une quinzaine de jours, mais, ayant été expulsée dans un
effort du malade, il fut impossible de la réintroduire. Le malade se
trouva bientôt atteint d'un rétrécissement infranchissable et d'une
fistule urétro-périnéale. C'est dans ces conditions qu'il fut adressé
à M. Tillaux qui pratiqua l'urétrotomie externe, mais ne put trouver
le bout postérieur de l'urètre. « Je consacrai inutilement à sa
recherche, dit-il, une longue et périlleuse séance. Je laissai cependant une sonde dans le bout antérieur, espérant que les jours
suivants, guidé par la sortie de l'urine, je pourrais pénétrer dans
la vessie; mais les tentative furent encore inutiles, le canal ayant
manifestement subi une déviation considérable. » Il ne restait
qu'une ressource, le cathétérisme rétrograde, il fut couronné de
succès et les suites opératoires furent des plus simples.

OBSERVATION VIII

(Dr Vigot, de Caen.)

Rapport de M. Kirmisson à la séance du 2 mai 1888 de la
Société de chirurgie, page 362. — Rupture traumatique de l'urètre.
— Urétrotomie externe sans résultat. — Taille hypogastrique et
cathétérisme rétrograde. — Guérison.

OBSERVATION IX

(Société de Chirurgie, séance du 14 novembre, page 854, 1888.)

R. G ..., quatorze ans, fait une chute à califourchon, d'où rupture
urétrale et accidents qui amènent des fistules multiples périnéales,
par lesquelles toute l'urine s'écoule. Quatre ans après, M. Defontaine fait l'urétrotomie externe sans conducteur et cherche, mais
en vain, le bout postérieur. Séance tenante, il pratique le cathétérisme rétrograde après la taille hypogastrique qui permet de constater que le cul-de-sac péritonéal descend très bas.

La sonde à demeure fonctionnant mal, M. Defontaine lui substitue un tube en caoutchouc rouge du calibre n° 16, allant du méat à la plaie sus-pubienne et, de là, dans un vase placé près du lit. Guérison rapide et complète.

OBSERVATION X

(Demons de Bordeaux; thèse Lamarque, n° 41, page 141, Bordeaux, 1889.)

Rétrécissement infranchissable de l'urètre. — Urétrotomie externe sans conducteur. — Cathétérisme rétrograde. — Emploi d'un long tube urétro-vésical, — Guérison complète.

OBSERVATION XI

(Princeteau; thèse Caylus, Bordeaux, 1889, n° 57.)

Rétrécissement infranchissable de l'urètre. Quand le malade se décide à l'intervention, les phénomènes inflammatoires sont déjà installés du côté de la prostate et des reins. On fait le cathétérisme rétrograde d'emblée et l'on emploie un long tube vésico-urétral (procédé Defontaine).

Le malade opéré le 4 avril meurt le 20 et les pièces anatomiques montrent qu'il a succombé à l'urémie causée par une multitude d'abcès criblant le parenchyme rénal. La vessie ne présentait rien de particulier; les plaies périnéale et vésicale étaient presque oblitérées et le canal de l'urètre à peu près reconstitué.

OBSERVATION XII

Vu son intérêt, nous publions cette observation *in extenso*.
(Delefosse, *Annales des maladies des organes génito-urinaires*, septembre 1889.)

Urétrotomie externe pour deux rétrécissements, puis cathétérisme rétrograde avec taille hypogastrique. — Guérison.

M. X..., âgé de cinquante-trois ans, se présentait chez moi au mois d'avril dernier, dans les conditions de santé suivantes : envies fréquentes d'uriner, aussi bien la nuit que le jour; urines purulentes. Quand le malade urine, le premier jet est assez souvent lancé assez loin, mais subitement il est arrêté et la miction ne se fait plus que goutte à goutte avec douleur et ténesme. Quelquefois, il faut un certain temps avant que l'urine vienne à couler, même lorsque le besoin est pressant. Souvent de la pesanteur au périnée. Les accès de fièvre et les frissons se répètent à intervalles assez rapprochés. En général, peu d'appétit, langue saburrale, faiblesse très prononcée.

Depuis trois ans, le malade ne peut plus se sonder, ce qu'il faisait très facilement à cette époque. Les sondes introduites s'arrêtaient toujours au même endroit et le malade, devant cet obstacle infranchissable, a renoncé à se servir de l'instrument évacuateur.

Interrogé sur les antécédents de sa maladie, M. X... me fit l'historique suivant, que je résume en quelques lignes : blennorragie dans la jeunesse; il y a quatorze ans (1875), abcès au périnée, qu'on a laissé s'ouvrir spontanément à l'extérieur ; pendant quelques jours, des gouttes d'urine passent par la fistule au moment de la miction; au bout de trois semaines guérison (au moment de l'opération, il n'y avait aucune trace de fistule à la peau); dix-huit mois après, nouvel abcès qui s'ouvre cette fois dans l'urètre. En 1870, rétention d'urine subite ; le canal examiné pour la première fois, on reconnaît un rétrécissement qui est traité par la dilatation temporaire. Puis le malade néglige de continuer les passages de sonde; de 1879 à 1886, poussées de cystite. Depuis 1886, impossibilité de passer des sondes, et accidents généralement consécutifs à un rétrécissement, cystite, rétention d'urine, etc., traités par des charlatans au moyen de tisanes spéciales, etc.

D'après ces symptômes, je diagnostiquai un rétrécissement du canal avec dilatation probable en arrière et je me mis en devoir de confirmer le diagnostic avec la bougie exploratrice.

Une bougie à bout olivaire, employée pour l'exploration de l'urètre, du calibre n° 12, fut arrêtée à 8 centimètres du méat. J'introduisis successivement des instruments en gomme de calibre de plus en plus petit, mais il me fut impossible de dépasser ce point urétral. Ne voulant pas fatiguer le canal, j'engageai le malade à venir me revoir, après avoir pris un bain et un lavement laudanisé. A la deuxième séance, je ne pus franchir le rétrécissement qu'avec la bougie préconisée dernièrement par mon excellent confrère et ami le Dr Bazy. Une fois l'obstacle franchi, quoique la bougie fût serrée par le rétrécissement, je sentis que le bec était libre et se mouvait dans une cavité contenant des brides ; mais je fus de nouveau arrêté au niveau du bulbe. Etais je en présence d'un nouveau rétrécissement, ou, au contraire, existait-il une contracture du col produite par la coarctation pénienne ? Pour m'en assurer, je prescrivis : à prendre pendant quatre jours des bains de siège, matin et soir, des suppositoires à la cocaïne, et boire modérément des boissons délayantes. La contracture devait céder au moins en partie, avec ce régime. Malgré ce traitement, pendant deux séances consécutives, il me fut impossible d'arriver dans la portion musculeuse. J'étais donc en présence d'un rétrécissement infranchissable pour le moment. Il arrive assez fréquemment qu'avec de la patience, du temps et des soins que je puis appeler classiques, ce rétrécissement dit infranchissable soit traversé. Cependant, dans le cas actuel, je constatai que chaque séance d'exploration, quoique cette dernière fût faite avec la plus grande douceur et pendant seulement quelques minutes, irritait le canal. Après chacune d'elles, le malade était pris d'accès de fièvre, de frissons, et quelquefois il existait une rétention presque complète. Ce n'était qu'avec des efforts répétés que l'urine sortait goutte à goutte.

Devant l'impossibilité absolue de passer une bougie à travers le rétrécissement bulbaire, devant ces accidents fréquents d'urémie après l'exploration, enfin devant l'état de santé et de faiblessse de M. X..., je résolus de forcer le passage au moyen de l'urétrotomie externe. Je pensais qu'il valait mieux faire de suite une opération qui deviendrait urgente plus tard et dans de bien plus mauvaises conditions.

Néanmoins, quoique l'état général ne fût pas compromis sans rémission; quoique le ballottement rénal, suivant le procédé indiqué par M. le professeur Guyon, ne révélat aucune altération grave des reins, je n'étais pas sans être inquiet et sur la difficulté et sur la gravité de l'opération.

S'il s'était agi d'un cas simple, la marche à suivre aurait pu être celle-ci. Le premier rétrécissement dilaté progres-ivement ou incisé de dedans en dehors aurait permis l'introduction d'une bougie pour aller à la recherche plus facile du second rétrécissement et, dans tous les cas, aurait facilité l'opération de la boutonnière. Mais je ne crus pas devoir m'arrêter à ce mode opératoire, non seulement pour les motifs indiqués plus haut, mais aussi pour les raisons suivantes : d'abord le rétrécissement pénien paraissait tellement dur qu'il est certain que la dilatation temporaire n'eût pas réussi; en outre, il eût été difficile de faire la section avec la lame coupante, car toute la bougie conductrice de l'urétrotome se serait pelotonnée entre les rétrécissements : enfin le bout postérieur du canal derrière le second rétrécissement me semblait difficile à atteindre sans faire une boutonnière ; or, du moment qu'il était nécessaire d'employer le bistouri, autant opérer le rétrécissement pénien avec l'urétrotomie externe. En résumé, dans mon opinion, qui fut plus tard justifiée, j'étais en présence d'un canal libre jusqu'à 8 centimètres du méat, et, de là au bulbe, fermé par deux rétrécissements annulaires très étroits et très durs, séparés par une espèce de cloaque, résultat des abcès antérieurs. Le cours de l'urine ne pouvait être rétabli par une opération urgente.

Je résolus d'employer le manuel opératoire suivant : inciser le premier rétrécissement de dehors en dedans, élargir l'ouverture périnéale par en bas, puis aller, par cette plaie, à la recherche du deuxième rétrécissement ; essayer d'engager dans celui-là une sonde cannelée et débrider la coarctation d'avant en arrière pour pénétrer dans la portion musculeuse.

Ce deuxième temps me donnait à réfléchir, car tous les chirurgiens savent combien il est difficile de trouver le bout postérieur du canal, dans les cas simples; ici, à plus forte raison, la difficulté était augmentée par la petitesse de l'ouverture, située pour ainsi dire dans les parois d'un sac.

Il me restait alors comme dernière ressource le cathétérisme d'arrière en avant.

Le cathétérisme rétrograde a été indiqué, en cette circonstance, par M. le professeur Duplay, qui a rapporté une observation très remarquable d'une réussite complète dans un cas très grave (*Archives générales de médecine*, juillet 1883, et *Encyclopédie internationale de chirurgie*, 1888).

Chez mon malade, la taille hypogastrique était compliquée par la petitesse du réservoir vésical (ce qui est assez souvent l'inverse); car la percussion abdominale donnait un son clair à la région prévésicale, et cependant la vessie devait forcément se vider d'une façon très incomplète.

Une autre complication se présentait : M. X... est asthmatique à un haut degré, et les quintes de toux violentes pouvaient déranger les tubes-siphons et sondes placés après l'opération.

Malgré ces complications probables, encouragé par la réussite du cas cité plus haut et d'autres relatés depuis celui-là, je résolus d'opérer en suivant exactement les indications que je viens de discuter.

Le mardi 14 mai 1889, assisté de MM. les Drs Knopf (de Clichy), Rey et de Launay (de Paris), j'opérai dans les conditions suivantes :

Le malade étant endormi, j'essayai encore une fois de passer une fine bougie, espérant, dans le cas de réussite, n'avoir à exécuter que l'urétrotomie interne.

Devant l'impossibilité absolue de franchir le rétrécissement bulbaire, le malade fut placé comme pour la taille périnéale. J'introduisis une sonde métallique droite, n° 14, jusqu'au premier rétrécissement; cette sonde fut confiée à un aide avec recommandation de la tenir bien droite, verticale et toujours en contact avec le rétrécissement, pendant qu'avec l'autre main mon collègue relèverait fortement le scrotum.

Le bec de l'instrument étant parfaitement senti extérieurement, je fis une incision à la peau, le long du raphé, incision de 5 centimètres, partant à 1/2 centimètre au-dessus du bec de la sonde. Le premier rétrécissement incisé, la sonde métallique droite fut retirée et remplacée par un cathéter cannelé pour me faciliter l'incision du canal comme dans l'opération de la taille périnéale. J'essayai, avant d'engager le bec de la sonde courbe dans la portion musculeuse, soit en suivant la paroi supérieure du canal, soit en l'aidant avec l'index dans le rectum. Après plusieurs essais, je fus obligé de renoncer à ce cathétérisme et j'incisai le canal. Le doigt, introduit dans la plaie jusqu'au cathéter, me fit reconnaître une poche du volume d'une petite amande, dont le plus grand axe était dans l'axe du canal; de petites brides sillonnaient cette cavité. Je me rendis compte tout de suite de la difficulté que j'avais prévue, pour trouver le bout postérieur dans de pareilles conditions. Cependant, voulant éviter autant que possible la taille hypogastrique, je tentai, au moyen de fines sondes métalliques, de stylets boutonnés, de sondes cannelées, de pénétrer dans la portion musculeuse, ces instruments étant guidés et soutenus par l'index de la main gauche, index introduit tantôt dans la plaie, tantôt dans le rectum. Au bout d'une demi-heure de tentatives infructueuses, je dus y renoncer et je fis la taille hypogastrique. Le ballon de Petersen, placé dans le rectum, fut gonflé avec 300 grammes d'eau tiède; malgré cette quantité de liquide, l'abdomen n'était nullement ballonné; et je craignis même que le gonflement du ballon n'eût servi qu'à appliquer la vessie derrière le pubis.

La taille fut faite suivant les règles ordinaires; après l'incision cutanée, des fils attachés aux bords de la plaie donnèrent un peu de jour, mais ce ne fut que très profondément qu'apparut la face antérieure de la vessie.

Au moment où je mettais à nu le muscle vésical, et que je le touchais avec l'index, pour me rendre compte du point où je devais plonger le bistouri, je sentis la plaie se remplir spontanément d'un liquide chaud, ayant la valeur comme quantité d'un verre à bordeaux; il me fut facile de reconnaître que la vessie était tellement friable que la simple pression, le simple frottement du doigt avait produit sa rupture. Je fis immédiatement éponger le liquide et, introduisant le doigt par cette ouverture spontanée, j'allais à la recherche du col de la vessie, que je trouvai normal et très profondément situé; la capacité vésicale était très petite, les parois friables, molles, sans colonnes et lisses. Me servant du doigt comme conducteur, je fis le cathétérisme rétrograde avec une sonde courbe en gomme à bout olivaire n° 10. Cette sonde s'arrêta après un faible parcours; la confiant à un aide, avec mission de la pousser légèrement, j'introduisis le doigt dans la plaie périnéale et je reconnus l'olive au fond de la plaie, séparée du doigt par un tissu dur d'environ 2 millimètres d'épaisseur. Prenant un bistouri très pointu, guidé par l'ongle du doigt, je débridai sur l'olive, et la sonde, poussée d'arrière en avant, vint sortir par la plaie périnéale.

La plus grave partie de l'opération était faite; les deux rétrécissements sectionnés laissaient passer facilement une bougie n° 10; il ne s'agissait plus que de traverser tout le canal avec une sonde unique et de laisser cette dernière à demeure. J'employai les mêmes procédés que pour l'urétrotomie interne, une bougie conductrice, passée d'abord dans les deux sondes, puis celles-ci retirées, servant de guide à une sonde ouverte aux deux bouts.

Cette sonde à demeure, dont le bec ressortait dans la vessie de 1 centimètre, fut attachée au-dessus du méat, avec des fils fixés aux poils du pubis.

Quoique l'évacuation de l'urine fût certainement assurée par ce moyen, je n'en plaçai pas moins le tube-siphon à courbure fixe de Guyon dans la plaie abdominale. Cette dernière fut suturée de haut en bas, ne laissant à l'extrémité inférieure que l'espace nécessaire pour le passage du tube-siphon.

Je pansai la plaie abdominale suivant les préceptes ordinaires; je laissai la plaie périnéale telle quelle, me contentant de placer une éponge aseptique entre les jambes. J'avais eu soin de m'assurer, avant de procéder au pansement, du parfait fonctionnement de la sonde et du tube-siphon, en injectant modérément par l'un d'eux de l'eau boriquée tiède, teintée de lait.

L'opération avait duré une heure et demie, y compris le temps nécessaire pour la chloroformisation. Le malade perdit si peu de sang que pendant toute l'opération je n'eus pas besoin de me servir d'eau. Quelques éponges suffirent pour absterger les plaies et absorber le sang et l'urine.

Grâce aux soins empressés et dévoués de mon confrère le

Dr Knopf, qui voulut bien m'aider dans cette tâche, les suites de l'opération furent très bénignes.

Pendant les cinq premiers jours, le pouls ne dépassa pas 100 et la température monta une seule fois à 39.0. La moyenne des pulsations fut de 80 et celle de la température de 38 degrés.

Le cinquième jour qui suivit celui de l'opération, je retirai la sonde de l'urètre, et je la remplaçai par une autre n° 16, en caoutchouc rouge. J'avais espéré pouvoir faire cette substitution en me servant de la bougie conductrice, mais la sonde laissée à demeure était trop incrustée de phosphates pour permettre le passage de la bougie, quelque petit que fût le diamètre de cette dernière.

Heureusement qu'en suivant la paroi supérieure du canal je pus arriver sans encombre dans la vessie.

Le lendemain, je retirai le tube-siphon, qui était aussi recouvert de concrétions phosphatiques; je laissai un drain en caoutchouc dans la cavité prévésicale.

Malgré les quintes de toux du malade, quintes qui furent un peu atténuées par l'opium et le datura, tout se passa sans encombre.

La température et le pouls devinrent normaux.

Le quinzième jour, je laissai le malade six heures sans sonde dans le canal, mais quelques gouttes d'urine étant encore sorties par la plaie abdominale, quoiqu'il y eût un jet par le canal, je replaçai une sonde dans l'urètre et je substituai au drain abdominal de la gaze iodoformée remplissant la cavité de la plaie et servant de siphon. L'incision périnéale suppure très peu.

En résumé, quinze jours après l'opération, le malade est dans un état général de santé excellent : il mange très bien, la plaie abdominale bourgeonne, la plaie périnéale est presque fermée et le canal est très facilement parcouru par une sonde en gomme du calibre n° 16.

Trois semaines après l'opération, l'opéré est en très bonne santé, il a bon appétit, pas de fièvre; la sonde est enlevée définitivement; la plaie abdominale est presque fermée (1 centimètre de plaie cutanée). Le périnée n'est pas encore fermé complètement, mais tout est en très bonne voie de guérison.

Le 15 août, trois mois après l'opération, le malade, complétement remis depuis quelques semaines, urine très facilement et peut entreprendre un voyage. Le calibre du canal est maintenu par le passage hebdomadaire d'une bougie n° 16 en gomme, laquelle passe très facilement.

Observation XIII

(Tédenat; Puech, *Montpellier médical*, 1891.)

Fracture de la branche descendante du pubis et rupture traumatique de l'urètre. Urétrotomie externe. Insuccès. Nouvelle urétrotomie externe. Vaines tentatives pour trouver le bout postérieur de l'urètre. Taille hypogastrique. Cathétérisme rétrograde. Guérison.

Observation XIV

(Rollet ; Poullain, thèse de Lyon, 1894.)

Rétrécissement de l'urètre infranchissable. Urétrectomie. Impossibilité de retrouver le bout postérieur de l'urètre. Taille hypogastrique. Cathétérisme rétrograde. Guérison parfaite.

Observation XV

(Gangolphe ; Poullain, thèse de Lyon, p. 91, 1891.)

Fracture double du bassin. Urétrorragie. Rétention d'urine consécutive. Taille hypogastrique. Cathétérisme rétrograde. Drainage hypogastrique. Guérison.

Observation XVI

(Félix Leguen, *Ann. des mal. des organes génito-urinaires*, p. 304, 1895).

Cathétérisme rétrograde après essai infructueux d'urétrotomie interne.

X..., cinquante-quatre ans, entre le 22 janvier 1890 à la clini-

que de Necker. C'est un rachitique atteint d'une scoliose très prononcée ; il a eu une fracture de la rotule, il y a deux ans ; on sent
encore les deux fragments séparés par un intervalle d'au moins
quatre travers de doigt ; malgré cela, la flexion et l'extension se
font très bien.

Il a eu une première blennorragie, il y a trente ans, depuis lors
il a toujours conservé une goutte matinale. Depuis longtemps déjà
il a remarqué que le jet avait perdu de sa force et était parfois
déformé.

Un premier accident grave est survenu en 1871 ; il fut pris à ce
moment d'une rétention d'urine complète ; durant quelques heures
il lui fut impossible d'uriner, malgré un besoin pressant, puis, après
des efforts, il recommença à rendre des urines, et, pendant quinze
jours il eut de l'incontinence. C'était déjà une rétention incomplète ;
elle cessa d'elle-même et sans traitement.

A la fin du séjour qu'il fit à l'Hôtel Dieu pour sa fracture de
rotule, il y a deux ans, il présente un nouvel accident ; c'est encore
une rétention complète d'urine. En même temps survenait pour la
première fois de la fièvre avec frissons répétés. M. Le Fort fit
une séance de dilatation et on lui passa huit ou dix numéros de
bougies.

Il est ensuite amélioré pendant six mois ; au bout de ce temps,
la fièvre, les frissons reparaissent de temps en temps.

Les mictions sont difficiles et plus fréquentes ; depuis six mois,
il urine le jour toutes les deux heures ; la nuit tous les quarts
d'heure. Les urines sont troubles, mais de quantité normale.
L'urètre suppure encore, et dans la goutte on trouve des micro-
organismes vulgaires, mais pas de gonocoques.

A l'examen du canal, on constate, après plusieurs anneaux larges, un obstacle immédiatement en arrière des bourses, au niveau
duquel s'arrête une boule n° 11. Le n° 9 parvient à franchir ce
premier obstacle, mais s'arrête au fond du périnée ; là s'arrêtèrent
également tous les explorateurs plus petits, toutes les bougies filiformes qu'à plusieurs reprises on tenta de faire passer. La vessie
ne se vide pas, elle remonte à deux travers de doigt au-dessus du
pubis.

Rien à la prostate, rien aux reins.

Le 30 janvier, des tentatives réitérées de cathétérisme sont restées infructueuses ; l'urétrotomie interne est impossible ; on se décide à faire l'urétrotomie externe.

Anesthésie chloroformique. — M. Guyon essaie encore sous le chloroforme, comme il le fait d'habitude, de passer une bougie conductrice, il n'y peut parvenir. Il introduit alors dans l'urètre et jusqu'à rétrécissement le cathéter cannelé qui lui sert dans l'urétrotomie externe. Le malade est mis dans la position de la taille périnéale et le périnée est incisé sur la ligne médiane et sur la saillie sensible du cathéter.

L'urètre est incisé, la paroi supérieure reconnue, et des fils suspenseurs sont placés de chaque côté sur les lèvres de l'incision urétrale. M. Guyon *cherche le bout postérieur, mais il ne peut parvenir à le trouver :* aussi, après avoir multiplié pendant près d'une demi-heure ses tentatives, il se décide à faire la taille hypogastrique et, obligé de se retirer, me prie de terminer l'opération.

Le malade est mis dans la position de la taille hypogastrique ; une incision sus-pubienne de quatre travers de doigt conduit jusqu'à la vessie, que l'on sent flasque et dépressible ; celle-ci est incisée au bistouri d'abord et l'incision est agrandie aux ciseaux, jusqu'à une longueur de 3 centimètres. Le cathéter rétrograde est introduit par le col, et sa saillie vient de suite apparaître au périnée.

La paroi de l'urètre est incisée sur la cannelure du cathéter, et cette incision est prolongée en avant à travers le rétrécissement jusqu'à l'incision antérieure. Dès lors, l'opération est terminée, il ne reste plus qu'à réparer ; une sonde béquille est mise à demeure dans l'urètre, et sur celle-ci la paroi urétrale est réunie. Il n'est pas besoin de faire une résection, parce que, après incision, l'urètre se montre souple sans callosités. Le périnée est fermé complètement par deux étages de sutures, et la peau réunie au crin de Florence.

De même, l'incision de la vessie ; l'incision de la paroi abdominale est fermée complètement ; on ne laisse en bas que juste la place pour mettre dans la cavité prévésicale un petit drainage. Les suites opératoires furent particulièrement simples. Malgré une légère élévation de température qui, les deux premiers jours, monta à 38 degrés, la plaie abdominale se réunit par première intention ; il y eut seulement en bas, au niveau de l'orifice du drain, un léger suintement d'urine pendant quelques jours. La plaie périnéale se réunit aussi presque complètement ; en haut, cependant, il y eut désunion du premier fil.

Le 15 février, c'est-à-dire le quinzième jour après l'opération, la sonde à demeure fut supprimée, et le malade urine seul et très facilement. Le 16 février, cependant, quelques gouttes d'urine apparurent au périnée, sans qu'il y eût de décollement ; le malade fut engagé à se sonder à chaque miction et sous l'influence de quelques attouchements à la teinture d'iode, la fistulette est bien près de se fermer.

OBSERVATION XVII (Félix Legueu).

Fractures anciennes du bassin. — Rétention. — Impossibilité du cathétérisme. — Cathétérisme rétrograde.

R..., trente-cinq ans, entré le 2 mars 1896 à la clinique de Necker en état de rétention complète d'urine ; depuis trois ou quatre jours il n'a uriné que quelques gouttes et encore avec de grands efforts.

L'histoire des accidents remonte à quinze ans. Il y a quinze ans, étant debout contre un mur, dans un passage étroit, il fut serré contre ce mur par une voiture. Il ressentit une grande douleur dans la région du bassin, mais put encore marcher pendant 40 mètres ; à ce moment seulement il tomba.

A la suite de cet accident, il resta deux mois au lit et essaya plusieurs fois de se lever, mais sans pouvoir se tenir debout. La douleur était généralisée à toute la paroi abdominale et la hanche droite, empêchant tout mouvement. Pendant les quatre ou cinq premiers jours il eut du méléna et des douleurs pendant la défécation.

Dès le jour de l'accident a commencé la difficulté de la miction.

L'urine n'était rendue qu'au prix de grands efforts, s'accompagnant même d'expulsion de matières fécales. Légère douleur de miction ressentie dans la verge, mais pas d'hématurie, pas de rétention complète; il n'est pas sondé à cette époque.

Au bout de deux mois, le malade a pu se lever et marcher, mais la difficulté de la miction a persisté toujours à un certain degré.

Depuis deux ans les choses ont un peu changé; les mictions sont devenues plus fréquentes, d'abord le jour, puis la nuit, et, dans ces derniers temps, il en est arrivé à uriner dix à quinze fois le jour et autant la nuit. En septembre dernier, rétention brusque et complète, sans cause occasionnelle et sans aggravation progressive des troubles urinaux. On essaya en vain le cathétérisme, et son médecin pratiqua alors une ponction hypogastrique qui évacua près de 2 litres d'urine.

Depuis ce moment, jusqu'au mois de février dernier, aucun symptôme nouveau, sauf ces fréquentes mictions dont il a été question. A cette époque (fin février), la difficulté de la miction fit de rapides progrès, et lorsqu'il se présenta à la consultation, le 2 mars dernier, il n'avait pas uriné depuis quelques jours.

Etat à l'entrée, 2 mars 1895. — Depuis deux ou trois jours, le malade n'a rendu que quelques gouttes d'urine. Etat général satisfaisant; appétit conservé; langue bonne; la nuit il a un peu dormi. Les besoins d'uriner se réveillent tous les quarts d'heure ou toutes les demi-heures.

La vessie remplit l'hypogastre et remonte à deux travers de doigt au-dessus de l'ombilic.

L'urètre, dans sa portion antérieure, a un calibre normal. Un explorateur n° 21 s'arrête tout à fait au fond de la portion périnéale.

Un explorateur n° 16 est arrêté immédiatement en arrière du pubis et senti à travers le rectum. Impossibilité de cathétériser avec des bougies fines en baïonnette, entortillées, etc. Il est nécessaire de faire une ponction hypogastrique qui donne 2 litres 50 d'urine.

Le 3 mars, le malade va bien, a dormi, mais n'a pas uriné.

Le soir, la vessie remonte encore à un doigt au-dessous de l'ombilic ; on parvient à passer une bougie fine en baïonnette ; elle est laissée à demeure.

Le 5 mars au matin, on retire la bougie pour la remplacer par un conducteur d'urétrotome, mais il est impossible de passer à nouveau. Nouvelle ponction de 2 litres, non douloureuse et suivie d'aucun trouble.

Nouveaux essais de cathétérisme encore infructueux. Un béniqué n° 24 s'engage sous le pubis et reste fixé ; par le toucher rectal, on trouve l'instrument profondément dévié sous la branche ischio-pubienne gauche.

Nouvelle ponction de 2 litres.

Examen du bassin. — A la palpation externe, on ne sent rien de particulier du côté des épines, ni des crêtes iliaques, ni des ischions, ni des pubis. Mais on remarque que la branche ischio-pubienne gauche est irrégulière et présente une encoche à son tiers supérieur. L'os iliaque présente une saillie anormale des plus accusées au niveau de la symphyse sacro-iliaque gauche. Rien du côté du sacrum et du coccyx. Par le toucher rectal, on trouve sur la branche ischio-pubienne droite un épaississement plutôt qu'une véritable saillie, donnant la sensation d'un col. Il y a donc eu fracture du bassin, avec probablement déviation de l'urètre plutôt que rupture, puisqu'il n'y a eu ni hématurie, ni urétrorragie au moment de l'accident.

Opération le 13 mars 1895. — Anesthésie chloroformique. — M. Guyon essaie de passer une bougie conductrice sans réussir. Il tente, sans plus de succès, d'introduire directement un conducteur d'urétrotome avec rainure sur la convexité. L'obstacle reste infranchissable malgré l'anesthésie. On introduit alors jusqu'au niveau de l'obstacle un cathéter boutonné pour urétrotomie externe et le malade étant mis dans la situation de la taille péri-néale, on procède à l'incision du périnée. Incision médiane du périnée se bifurquant immédiatement au-devant de l'anus. On arrive rapidement sur le cathéter en sectionnant l'urètre et les parois urétrales sont soulevées de chaque côté et écartées à l'aide de fils suspenseurs.

L'incision de l'urètre est agrandie en arrière jusqu'à l'extrémité du cathéter. Mais bien que celui-ci soit avancé très profondément dans l'arcade pubienne, le bout postérieur ne peut être trouvé

La plaie saigne abondamment ; pendant qu'un aide fait l'hémostase, on pratique le cathétérisme rétrograde.

Incision longitudinale de la vessie immédiatement au-dessus du pubis ; la longueur de l'incision vésicale ne dépasse pas 2 centimètres ; elle est rendue facile par la distension, le malade n'ayant pas été ponctionné depuis la veille.

Le cathéter rétrograde de M. Guyon est introduit après quelques tâtonnements dans l'orifice profond de l'urètre. On sent alors du côté du périnée l'extrémité libre de l'instrument faire saillie dans la plaie, coiffé par le bout postérieur de l'urètre non encore divisé. Cette extrémité de l'instrument est fortement déviée à gauche sous la branche ischio-pubienne de ce côté. Sur lui, on incise les tissus qui le recouvrent ; cette incision qui se fait très loin et très profondément dans l'étage supérieur du périnée, détermine un écoulement sanguin abondant, en nappe venant de la profondeur. Pendant qu'un aide pratique la compression, on s'occupe de placer une sonde à demeure. Pour cela, une sonde bougie (n° 21) est attachée par son olive terminale à l'extrémité du cathéter. On la ramène avec celui-ci dans la vessie. Puis on la fait passer par l'urètre antérieur d'arrière en avant au moyen d'une bougie introduite par le méat et préalablement fixée au pavillon de la sonde.

La plaie périnéale donne toujours et ce n'est qu'au bout d'une demi-heure que l'écoulement semble s'arrêter. Les pinces et la compression sont laissées en place, la plaie n'est pas réunie.

Dans la vessie sont introduits les tubes siphons de M. Guyon ; quelques points de suture diminuent l'étendue de la plaie superficielle.

7 mars. — Les tubes ont bien fonctionné ; pas de température.

11 mars. — La température oscille entre 38 et 38°8 ; pansement ; injection par les tubes qui continuent à bien fonctionner. La plaie périnéale est en bon état ; on enlève les tubes hypogastriques.

14 mars. — Légère congestion pulmonaire droite ; état général bon.

15 mars. — Pansement; la plaie hypogastrique bourgeonne, la sonde ne fonctionne pas bien. On la change et ce n'est pas sans difficultés. On essaie d'abord de passer une sonde sur mandrin courbe, mais sans résultat. La sonde à béquille ne pénètre pas non plus, elle ressort par le périnée.

M. Guyon introduit alors par la plaie périnéale une bougie armée dans la vessie. Sur cette bougie, munie de son conducteur, une sonde à bout coupé est introduite dans la vessie et ramenée du périnée vers le méat.

18 mars. — Il ne passe plus d'urine par la plaie hypogastrique. La plaie se répare, il en est de même du périnée.

1er avril. — L'état du malade est des plus satisfaisants, le cathétérisme est facilement pratiqué.

OBSERVATION XVIII (inédite).

(Due à l'obligeance de M. le médecin-major Rioblanc).

*Rétrécissement infranchissable de l'urètre. — Accidents uri-
neux. — Urétrotomie externe sans conducteur, grandes
difficultés pour trouver le bout postérieur; taille hypogastrique et cathétérisme rétrograde. — Guérison parfaite.*

Henri D..., quarante-cinq ans, gendarme, entre le 3 mai 1897 dans le service de M. le médecin-major Rioblanc, à l'hôpital Desgenettes.

Ce malade, dans les antécédents de qui il convient de relever de suite des accès de fièvre paludéenne, en 1874-75, en Cochinchine et au Tonkin, et deux blennorragies de moyenne intensité, il y a environ vingt ans, a déjà, depuis le commencement de l'année 1897, fait deux séjours à l'hôpital pour des accidents qui doivent être regardés comme le début de l'affection actuelle.

Premier séjour de trois semaines en mars 1897 dans le service de M. le médecin major Ferrier pour bronchite et dyspepsie. C'étaient surtout les accidents dyspeptiques qui inquiétaient le malade ; ces accidents avaient commencé vers le milieu du mois de février ; ils consistaient en éructations et vomissements qui, joints à l'aspect cachectique du malade, firent un instant penser à un néoplasme de l'œsophage ou de l'estomac. L'examen ne confirma point cette première impression. D'autre part, D... présentait à ce moment des accès de fièvre intermittente et, comme il ne parla point des troubles urinaires qu'il ressentait déjà, l'ensemble des phénomènes morbides accusés paraît avoir été rattaché à un rappel de paludisme.

Deuxième séjour à partir du 23 avril dans les services de MM. les médecins-majors Batut et Boisson. D..., au moment de son entrée à l'hôpital, présentait, outre les troubles dyspeptiques et l'état général déjà notés, des phénomènes de rétention urinaire avec incontinence par regorgement ; urines ammoniacales.

M. Batut fit, le plus aseptiquement possible, quelques tentatives de cathétérisme, d'abord avec les béniqués, ensuite avec des bougies filiformes ; il fut impossible de pénétrer dans la vessie et, malgré la prudence avec laquelle ces tentatives avaient été faites, chacune d'elles fut suivie d'accès de fièvre qui s'accompagnèrent de frissons violents et d'ascensions thermiques à 39 ou 40 degrés.

Bien que le diagnostic ne fît guère de doute pour M. Batut, comme le malade persistait à rattacher tous ses accidents actuels à son séjour aux colonies et à ses accès antérieurs de fièvre paludéenne, il l'évacua, pour observation à cet égard, dans le service de M. Boisson, répétiteur de clinique médicale. M. Boisson examina le malade, ne constata ni altérations viscérales paludéennes, ni hématozoaires, ni pigment mélanique dans le sang et conclut, comme M. Batut, à des accidents d'intoxication urineuse. Il renvoya, le 3 mai, le malade à la deuxième division de blessés, dont le médecin traitant était alors M. le médecin-major Rioblanc.

Le passé urinaire, difficile à reconstituer, de ce malade aurait été le suivant : première blennorragie, ayant duré un mois environ (?), il y a vingt ans ; deuxième blennorragie, très courte, il y a quinze ans. Il y a trois ans, à la suite de quelques excès de boisson — bière — et d'un bain dans lequel serait survenu un refroidissement, cystite (?) et premiers accidents de rétention, mictions

difficiles et douloureuses, jet mince et faible, douleurs hypogastriques ; après un traitement, institué par le malade lui-même, par
la tisane de maïs et la térébenthine, les douleurs disparurent, mais
la difficulté de la miction persista et même s'accrut progressivement pendant les années suivantes. Enfin, au commencement du
mois d'avril 1897, apparition d'une incontinence par regorgement ;
le malade urine goutte à goutte d'une façon continue ; il est obligé
de porter un urinal de jour et de nuit. Le jet devient de plus en
plus grêle et de plus en plus faible ; les urines sont troubles et
répandent une odeur ammoniacale.

Pendant toute cette évolution, altération graduelle de l'état
général ; amaigrissement, teinte pâle et jaunâtre du visage, troubles
digestifs, anorexie, éructations, vomissements et, à diverses reprises, sans causes appréciables ou, ainsi qu'il a été dit plus haut,
après des tentatives de cathétérisme, accès de fièvre intermittente
identiques à des accès paludéens. Œdème péri-malléolaire.

C'est dans cet état que D... arrive, le 3 mai, dans le service de
M. Rioblanc. Localement, aux signes déjà mentionnés, il faut
ajouter : mictions volontaires possibles au prix de grands efforts ;
jet filiforme projeté à quelques centimètres à peine ; urines alca-
lines, à odeur ammoniacale, déposant au fond du bocal une épaisse
couche de pus au-dessus de laquelle elles restent troubles. Pas
d'albumine.

A la percussion, globe vésical remontant jusqu'à 3 ou 4 centimètres de l'ombilic. Au toucher rectal, prostate assez volumineuse.
Scrotum, rouge, ulcéré, eczémateux par suite de l'action irritante
de l'urine.

Par suite de circonstances indépendantes de sa volonté, le médecin traitant, malade lui-même, ne peut intervenir chez ce malade
que le 18 mai. Du 3 au 18 d'ailleurs, la situation reste la même
et, en l'absence de toute tentative de cathétérisme, il ne se produit plus aucun accès de fièvre urineuse.

Le 18 mai, D... est conduit à la salle d'opérations. Lavage de
l'urètre antérieur, injection d'huile iodoformée, stérilisée ; tentative d'urétrotomie interne. M. Rioblanc essaie d'introduire dans la
vessie la plus fine bougie conductrice de l'urétrotome de Maison-

neuve, il n'y peut parvenir. La bougie, aussi bien que les explorateurs à boule, est arrêtée au niveau d'un rétrécissement extrêmement serré et très dur occupant la région bulbo-membraneuse, force est donc d'avoir recours à l'urétrotomie externe sans conducteur.

Toutefois, après anesthésie générale à l'éther, une bougie à boule est introduite jusqu'à l'obstacle, jusqu'au rétrécissement dont elle permet de déterminer aisément le siège par la palpation du périnée.

Une incision médiane, verticale, de 6 centimètres, est alors pratiquée sur le périnée du malade placé dans la position de la taille; elle commence un peu au-dessus (en avant) du point où l'on sent la boule du cathéter. Le bulbe est sectionné au thermo-cautère et l'urètre est ouvert sur la boule de la bougie; il s'agit alors de poursuivre la section du rétrécissement vers l'urètre membraneux. Introduisant un stylet dans le cul-de-sac urétral, on essaie de sectionner sur ce conducteur la paroi inférieure de l'urètre rétréci et de cheminer ainsi peu à peu; mais bientôt l'aspect rosé de la muqueuse se perd, et au milieu d'une masse de tissus entièrement sclérosés, cicatriciels, il devient impossible de poursuivre la lumière du canal: plusieurs diverticules sont successivement ouverts, tous se terminent en cul-de-sac.

Après des recherches minutieuses et prolongées pour trouver le bout postérieur de l'urètre, M. Rioblanc n'y réussissant pas et craignant de blesser le rectum, se décide à pratiquer la taille sus-pubienne et le cathétérisme rétrograde.

Incision d'environ 8 centimètres à partir du pubis sur la ligne blanche. Après écartement des droits, l'index gauche effondrant le fascia transversalis va reconnaître le col de la vessie et, à partir de ce point, raclant la face antérieure de cette vessie de bas en haut, récline le cul-de-sac péritonéal pour le confier à l'écarteur d'un aide.

La vessie, très distendue, est ponctionnée, incisée sur une étendue de 3 centimètres; elle donne issue à au moins 1 litre d'urine fétide. Les deux lèvres de l'incision vésicale, épaisses de 6 à 8 millimètres, malgré la distension, sont alors traversées par un fil et maintenues au contact de la plaie pariétale, puis une large irrigation boriquée est pratiquée.

Le cathétérisme rétrograde est alors pratiqué. Ce temps de l'opération a présenté une certaine difficulté : une bougie en gomme ne put être introduite, sans doute parce que son extrémité olivaire difficile à conduire avec les doigts dans la profondeur de la vessie butait contre un repli de la muqueuse ou contre la luette vésicale de Lieutaud ; au contraire, un Béniqué de Guyon franchit aisément l'orifice urétral et vint faire saillie dans l'incision périnéale. Sur son extrémité le bout postérieur de l'urètre fut ponctionné et la section du rétrécissement, long de 2 centimètres environ fut achevée.

A l'extrémité du béniqué une bougie conductrice fut vissée ; elle servit à ramener dans la vessie une sonde à bout coupé, nº 18, préalablement introduite par le méat.

Suture des lèvres de l'incision vésicale à la paroi; diminution par quelques points de suture de l'étendue de l'incision abdominale; fixation de deux tubes de Périer introduits jusque dans le bas fond vésical; la plaie périnéale est laissée largement ouverte. Pansement à la pommade de Reclus.

Une irrigation boriquée est faite pour amorcer le siphon dont le fonctionnement se montre très satisfaisant ; elle est renouvelée dans la journée. Potion laudanisée pour obtenir la constipation artificielle; 1 gramme de quinine.

L'opération a été très bien supportée, ni shock, ni fièvre; pas de vomissement, nuit tranquille. Le surlendemain de l'opération, la température vespérale atteignit 38°2; ce fut la plus haute température observée, elle paraît due à ce que D.... ne se rendant pas compte du fonctionnement du siphon et ne voyant rien s'écouler par la sonde, fit un effort d'expulsion qui amena un peu d'urine sur les surfaces cruentées des plaies opératoires. Continuation de la quinine jusqu'au 20 mai. Tubes de Périer enlevés le 23 (5⁵ jour). Cessation de la potion laudanisée et lavement glycériné, le 27 mai; à partir du 28, alimentation normale.

Les urines sont encore très troubles, chargées de pus et de phosphates.

Le 1er juin la plaie abdominale est en grande partie réunie; l'urine ne passe par cette voie que dans les efforts — toux, éternuements, etc.; par contre, elle suinte autour de la sonde par la plaie périnéale; on remplace la sonde n° 18 par un n° 20; et le 8 juin, il devient nécessaire d'y substituer un n° 22, car la sonde joue de nouveau et l'urine vient sourdre autour d'elle.

La sonde à demeure entretient une abondante production de pus et de mucus dans la vessie, elle se bouche souvent; on continue les irrigations boriquées journalières.

Le 20 juin, la plaie abdominale est fermée, étanche, mais non complètement épidermisée. Cautérisation de bourgeons exubérants. Plaie périnéale très rétrécie; on peut encore cependant, en écartant les bourgeons charnus, apercevoir la sonde sur laquelle doit se mouler la partie inférieure reconstituée du canal.

Le 1er juillet, la sonde, qui s'était bouchée, ayant été expulsée dans un effort de miction, le malade a uriné largement par son canal et quelques gouttes seulement ont passé par la plaie périnéale.

Le 12 juillet, il ne persiste plus qu'un petit point non épidermisé au niveau du périnée; ablation de la sonde à demeure.

Après suppression de la sonde, et sous l'influence de la continuation des lavages boriqués de la vessie, le pus disparut en huit jours et les urines reprirent une parfaite limpidité.

L'état général est très bon; D… a engraissé, recouvré de l'appétit et des digestions normales; il faut noter toutefois qu'après quelques heures de station debout, il survient toujours un peu d'œdème malléolaire, bien que les urines ne contiennent point d'albumine.

Le 21 juillet, on commence à calibrer le nouveau canal; passage d'une bougie en gomme, n° 21, de Charrière. Le 23, on reprend le calibrage avec les béniqués; passage du 36 au 42; les jours suivants, on introduit chaque fois cinq ou six sondes, en gagnant régulièrement un numéro par jour jusqu'au n° 46, que l'on n'a pas cherché à dépasser.

Le 11 août, D… quitte l'hôpital avec un congé de convalescence de deux mois.

Il a été revu par M. le médecin-major Rioblanc en décembre 1897 et en avril 1898. La guérison s'est parfaitement maintenue; D..., continue à se sonder lui-même de temps en temps; il passe facilement le n° 22 Charrière. Il urine avec un jet volumineux qui porte à plus de 1 mètre; ses urines sont claires et limpides.

L'état général est excellent, bien différent de ce qu'il était avant l'opération; D... a repris son service de gendarme à pied.

OBSERVATION XIX (inédite[1]).
(Due à l'obligeance de M. le professeur agrégé Vallas.)

D..., quarante-quatre ans, jardinier, entre à l'Hôtel-Dieu, le 3 novembre 1898, salle Saint-Louis, n° 58, dans le service de M. Vallas, chirurgien des hôpitaux. Il est atteint d'un rétrécissement infranchissable de l'urètre. Le 4 novembre, M. Vallas pratique l'urétrotomie externe sans conducteur, et, malgré les plus minutieuses recherches, ne peut trouver le bout postérieur de l'urètre. Il pratique alors la taille hypogastrique pour faire le cathétérisme rétrograde. Une sonde à demeure est mise en place et on laisse ouvertes les plaies périnéale et hypogastrique.

L'opération a été couronnée de succès et le malade est sorti le 30 décembre 1898, complètement guéri.

[1] Des circonstances indépendantes de notre volonté nous ont empêché d'avoir de plus amples renseignements sur cette observation.

CONCLUSIONS

Arrivé au terme de notre travail, nous croyons pouvoir le résumer dans les propositions suivantes :

I. Quelle que soit l'habileté du chirurgien, il est des cas où, au cours d'une urétrotomie externe sans conducteur, il peut éprouver une extrême difficulté à trouver le bout postérieur de l'urètre.

II. Sans s'attarder alors à de petits moyens dépourvus de toute sécurité, sinon exempts d'inconvénients, il convient de s'adresser au cathétérisme rétrograde.

III. Repoussant d'une façon absolue la ponction hypogastrique qui expose à la blessure du péritoine et à l'infiltration d'urine et le cathétérisme rétrograde par la canule hypogastrique (difficile et dangereux) ; réservant d'autre part, le cathétérisme prostato-urétral à des cas spéciaux, c'est au cathétérisme vésico-urétral après taille hypogastrique que nous conseillons de recourir dans la grande majorité des cas. Ce procédé est en effet le plus sûr et il a l'avantage de constituer en même temps le meilleur trai-

tement des lésions inflammatoires ordinairement exis-
tantes.

IV. Nous ne croyons pas rationnel de faire, à l'instar
de Chalot, de la taille hypogastrique le premier temps de
toute urétrotomie externe sans conducteur; mais quand, au
cours de cette urétrotomie, la difficulté extrême de trouver
le bout postérieur surgit, nous pensons qu'il faut sans
hésiter ouvrir la vessie à l'hypogastre et pratiquer le cathétérisme rétrograde, plutôt que de s'acharner à trouver le
bout postérieur, au risque de blesser le rectum et d'épuiser
le malade par une anesthésie prolongée.

V. La sonde à demeure est indispensable pour mouler
le nouveau canal ; pour prévenir ou restreindre les inconvénients de son emploi, il faut la maintenir, par des irrigations boriquées fréquentes, dans le plus grand état de
propreté.

VI. Sans proscrire d'une façon absolue la suture des
plaies vésico-hypogastrique et périnéo-urétrale dans certains cas traumatiques sans infection, nous croyons plus
prudent dans tous les autres cas de maintenir ces deux
plaies largement ouvertes et drainées.

BIBLIOGRAPHIE

Anger (Théophile), Société de chirurgie, 14 novembre 1888.

Baseilhac (Pascal), Traité sur la lithotomie, Paris, 1804.

Basy, Sur la technique de la taille hypogastrique (Bull. Soc. Chir., XX, p. 167).

Beaucard, Du cathétérisme rétrograde (thèse n° 206, Nancy, 1886).

Bollard, thèse n° 238, Paris, 1875.

Caldas, Occlusao uretral : impossibilidade de ser achavessada ; uretrotomia externa improficua ; catheterismo retrogrado com talha hypogastrica (Gaz. med. de Bahia, p. 389 à 400, 1889-1890).

Chopart, Traité des maladies des voies urinaires, t. II, 1821.

Côme (Frère), Nouvelle méthode d'extraire la pierre de la vessie urinaire par-dessus le pubis (chez d'Houry, Paris, 1770).

Defontaine, Société de chirurgie, 14 novembre 1888.

Delefosse, Annales des maladies des organes génito-urinaires, septembre 1889.

Demarquay, Union médicale, p. 101, 1868.

Ducamp, Traité des rétentions d'urine causées par les rétrécissements de l'urètre, Paris, 1822.

Duplay, Du cathétérisme rétrograde combiné avec l'urétrotomie externe dans les cas de rétrécissements infranchissables (Arch. gén. de méd., p. 38, 1883).

Duplay et Reclus, Traité de chirurgie.

Estor, Du cathétérisme rétrograde de l'urètre (Mémoire couronné par la Soc. de chir., Prix Laborie, 1894).

Giraldès, Leçons cliniques sur les maladies chirurgicales de l'enfance, 49° leçon (Gazette des hôpitaux, n° 11, 28 septembre 1897).

Goldmann, Ueber Catheterismus posterior (Centralblatt fur Chir., n° 35, p. 486, 1891).

Grégory, De la méthode sanglante dans les rétrécissements de l'urètre (thèse n° 305, Paris, 1870).

Guyon, Rétrécissements traumatiques de l'urètre (Mercredi médical, 5 mars 1890).

— Fermeture de la plaie vésicale dans la taille hypogastrique (Annales des mal. des org. génit.-urin., p. 525, 1891).

Hamonic, Traité des rétrécissements de l'urètre, Paris, 1893.

Icard, Des rétrécissements de l'urètre. Appréciation des différentes méthodes thérapeutiques (thèse n° 199, Paris, 1850).

Jaboulay, La cystotomie sus-pubienne à travers le muscle grand droit de l'abdomen (Mercr. méd., 7 sept. 1892).

Kirmisson, Société de chirurgie, 2 mai 1888.

Lartigue, Du cathétérisme rétrograde primitif (thèse, Toulouse, 1894).

Le Dentu, Taille hypogastrique. Considérations générales sur le manuel opératoire et les soins consécutifs (Gaz. méd. de Paris, p. 203, 311 et 323, 1882).

Lejars, Cystostomie et cysto-drainage hypogastrique (Sem. méd., p. 452, 1893).

Legueu, Trois observations de cathétérisme rétrograde (Ann. des mal. des org. génit.-urin , p.304, 1895).

Micheli, L'impermeabilità dei restringimenti uretrali secundo il concetto clinico ; e il cateterismo retrogrado alla Ruggi nella sua cura (Riforma med., Napoli, p. 704, 1889).

Monod (Charles), Rapport sur le cathétérisme rétrograde (Soc. chir., 7 avril 1886).

Neuber, Beitrage zum Cath. post. (Arch. fur klin. Chir., XXVI, p. 502).

Péan, Leçons de clinique chirurgicale.

Périer, Société de Chirurgie, 17 octobre 1883.

Poncet (A.), De la création d'un urètre contre nature (cystostomie sus-pubienne) dans les rétentions d'urine d'origine prostatique (Lyon médical, février 1889).

PONCET (A.), Des dangers de la ponction hypogastrique dans la rétention d'urine; de la cystostomie sus-pubienne (Mercredi médical, nov. 1895).

— Méat hypogastrique et méat périnéal (Semaine médicale, 27 nov. 1891).

POULLAIN, Des indications de la cystostomie temporaire (thèse de Lyon, 1894).

POZZI, Taille hypogastrique chez un vieillard de quatre-vingts ans (Bull. Soc. Chir., p. 316, 1889).

PUECH, Considérations sur quatre cas de taille hypogastrique (Montpellier médical, 1891).

RANKE, Beitrag zum Catheterismus posterior aus der Volkmann' schen Klinik (Deutsche med. Wochenschrift, n° 6, p. 62, 1876); ein weiterer Beitrag zum Cath. post. (ibidem, n° 29).

ROHMER, Rev. méd. de l'Est, 1er déc. 1884.

ROCHET, Chirurgie de l'urètre, de la vessie, de la prostate, 1895.

ROLLET, Cystostomie sus-pubienne chez trois prostatiques atteints d'accidents urinaires graves (Arch. prov. de chir. p. 718, nov. 1893).

ROMARY, Des rapports de la région antérieure de la vessie avec le péritoine (thèse de Lyon, 1896).

SÉDILLOT, Contribution à la chirurgie, t. III, Paris 1868.

SOREL (Robert), Contribution à l'étude de la suture totale de la vessie (thèse de Paris, février 1893).

SIEUR, Traitement des plaies pénétrantes de la vessie (Arch. gén. de méd., 1894).

TILLAUX, Cathétérisme rétrograde (Soc. chir., février 1888).

— Chirurgie clinique.

— Traité d'anatomie topographique.

TUFFIER, Traité de chirurgie de Duplay et Reclus, t. VII, p. 800.

VINCENT, Rev. de chir., p. 440 et 556, 1881.

ZUCKER-KANDL (Otto), Wiener klinische Wochenschrift, n° 12, p. 181, 1892.

TABLE

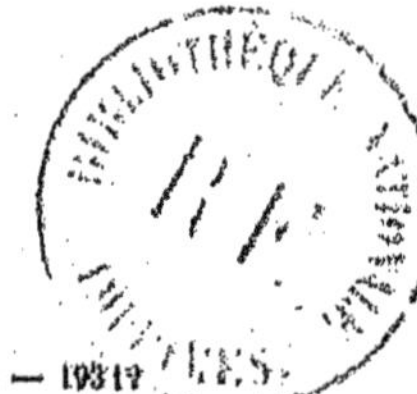

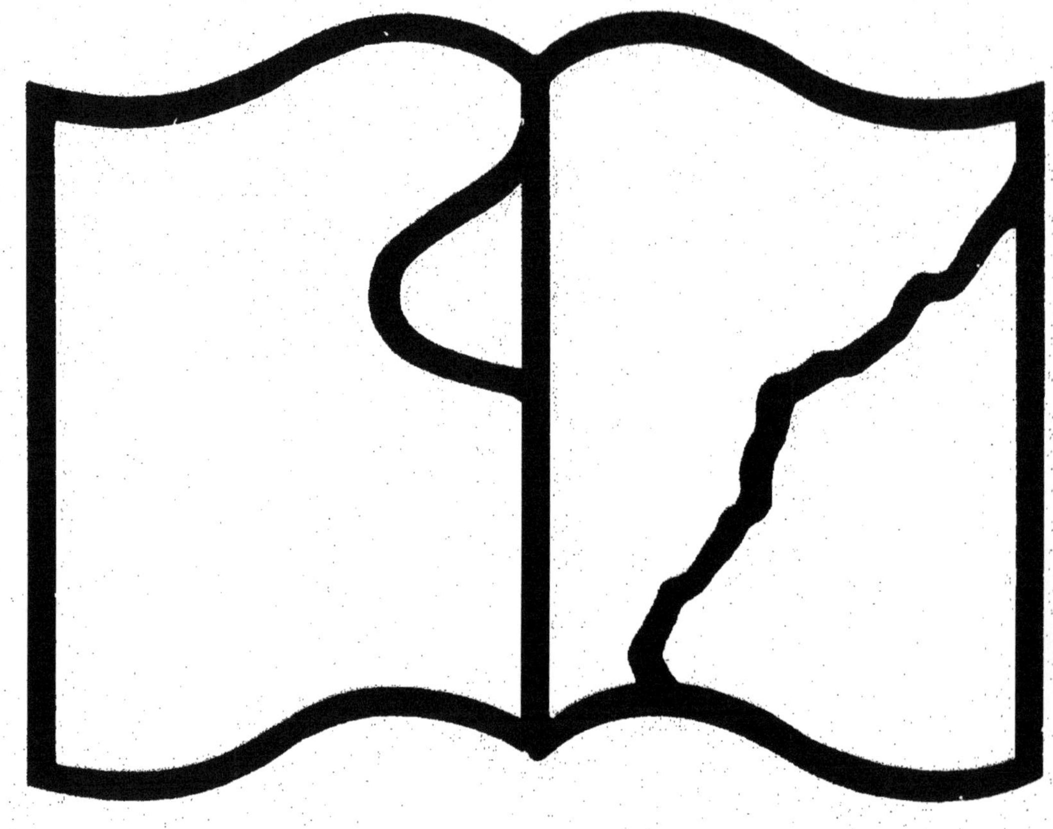

Texte détérioré — reliure défectueuse

NF Z 43-120-11

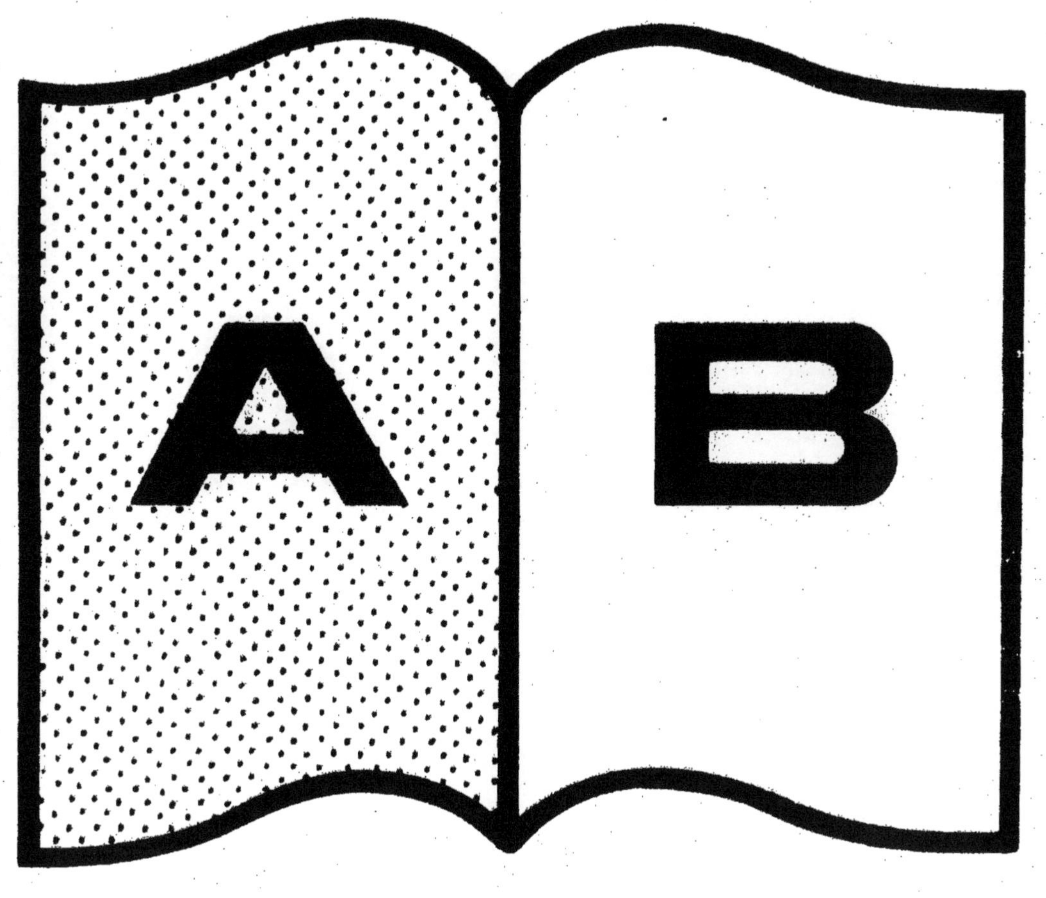

Contraste insuffisant

NF Z 43-120-14

www.ingramcontent.com/pod-product-compliance
Ingram Content Group UK Ltd.
Pitfield, Milton Keynes, MK11 3LW, UK
UKHW020931120726
13693UKWH00003B/1247